U0754784

小方子治大病

李桂香◎主编

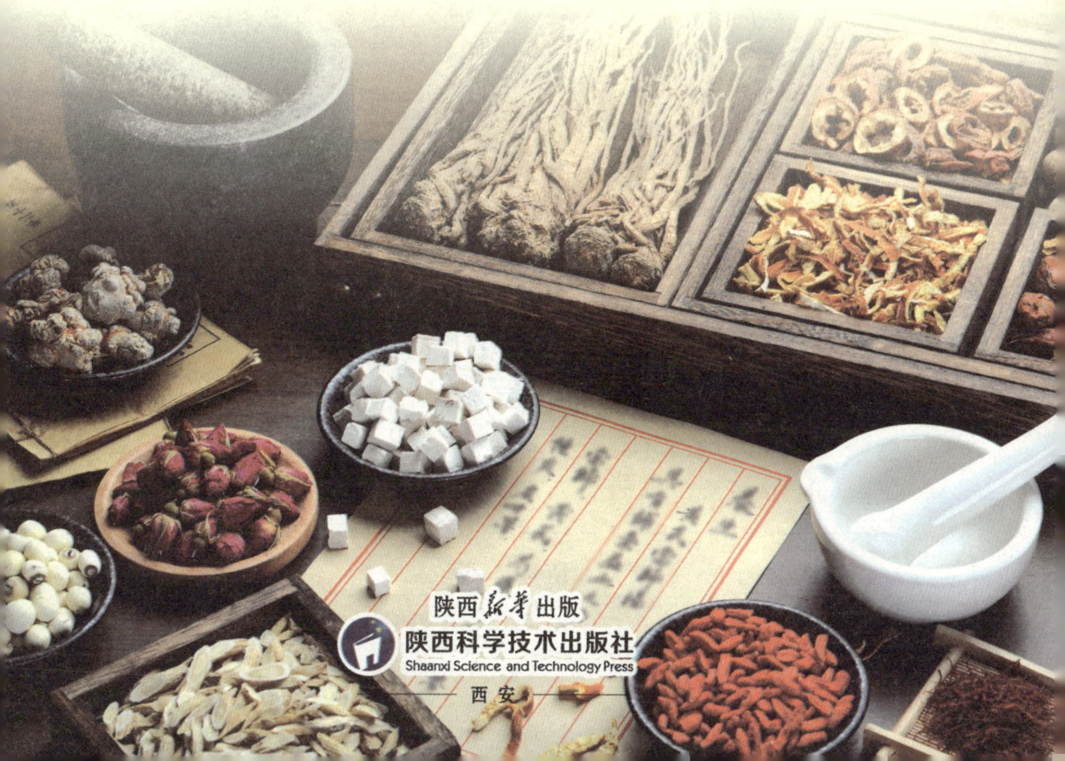

陕西新华出版
陕西科学技术出版社
Shaanxi Science and Technology Press
西安

图书在版编目（CIP）数据

小方子治大病 / 李桂香主编 . -- 西安 : 陕西科学
技术出版社 , 2025. 4. -- ISBN 978-7-5369-9226-9

Ⅰ . R289.2

中国国家版本馆 CIP 数据核字第 2025PP9864 号

小方子治大病
XIAOFANGZI ZHIDABING

李桂香　主编

责任编辑	付　琨
装帧设计	天之赋设计室

出 版 者　陕西科学技术出版社

西安市曲江新区登高路 1388 号陕西新华出版传媒产业大厦 B 座

电话（029）81205187　传真（029）81205155　邮编 710061

http://www.snstp.com

发 行 者　陕西科学技术出版社

电话（029）81205180　81205178

印　　刷　三河市天润建兴印务有限公司

规　　格　640mm×920mm　16 开本

印　　张　10

字　　数　120 千字

版　　次　2025 年 4 月第 1 版

2025 年 4 月第 1 次印刷

书　　号　ISBN 978-7-5369-9226-9

定　　价　48.00 元

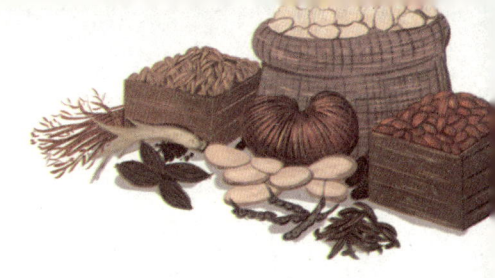

博大精深的中医文化乃是我国优秀传统文化中的一颗明珠。关于中医的书籍也是卷帙浩繁。普通人想要在这浩如烟海的中医世界里畅游，不妨从一些简单的"小方子"入手。

本书是一部博载民间习用药方及医家精论治验的医书，收集了民间流行的验方、偏方、便方等各种小方子，内容包括内科、外科、儿科、五官科、皮肤科、妇科、男科、肿瘤科及常见病的预防、保健的方药与论述。本书在中医辨证用药的基础上，意在采用一些取材方便、配制简便、经济实惠、应用灵活且行之有效的方法治疗疾病。每种疾病项下，先对该病作简明扼要的介绍，后列出小方子，其下标明药味组成、功用、主治、方解或用法等，条理清楚，一目了然。

本书具有"亦精亦博，既简又便，病者可按部稽症，按症投剂，犹如磁石取铁"的特点。本书得到名人学者的赞誉，并在民间广为流传，具有较高的实用价值与使用价值。

需要注意的是，书中所列药方，有具体名称者均已列出，无名称者不另行命名，尊重原貌；所提及的"病"常常也即指代中医所说的"证"，亦病亦证，不可截然分开，这就体现了中医"辨证论治"的特色。另外，中医讲究"辨证施治"，因个体差异不同，因此小方子也未必适合所有人，建议配合临床检验和医生的建议使用。重大疾病应及时就医。

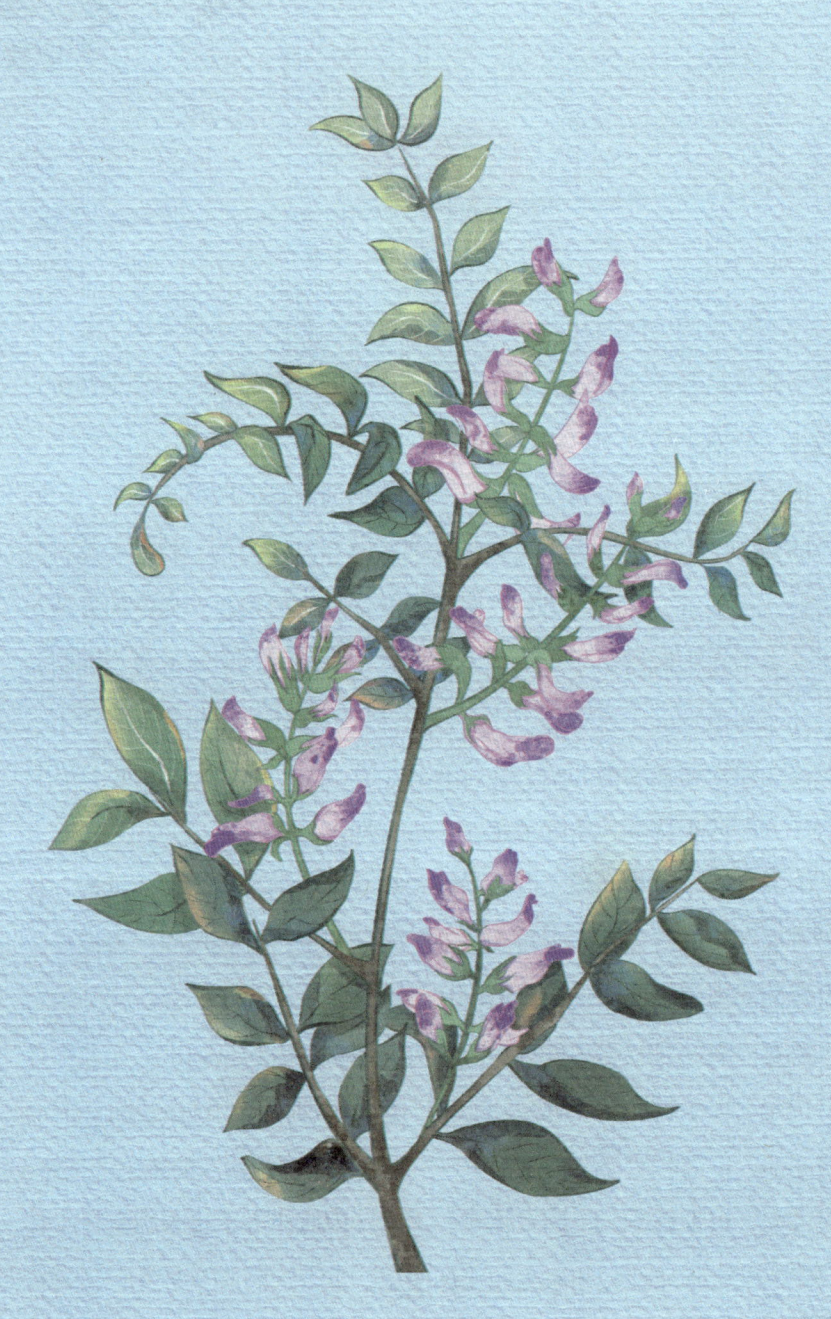

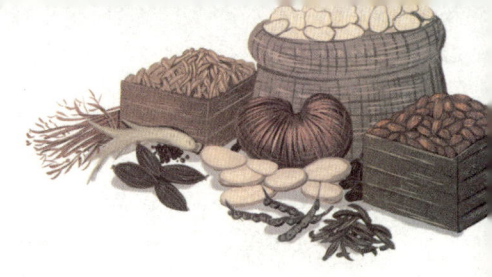

目录
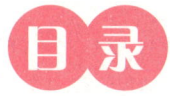

第3章　外科疾病

第4章　儿科疾病

第5章　五官科疾病

第6章　皮肤科疾病

第7章　妇科疾病

第8章　男科疾病

第9章　肿瘤科疾病

第1章 常见病的治疗方法

01 感冒

感冒一般称为"伤风"或"冒风"，是由病毒引起的常见的呼吸道传染病。中医认为，本病系感受六淫之邪，机体卫外功能减弱，邪犯肺卫，卫表不和而致病。

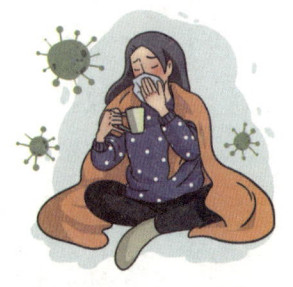

本病的潜伏期约1日，起病较急，开始病变局限于鼻咽部，以后可向下发展，影响到喉部、气管、支气管。其临床表现主要为鼻塞、流涕、喷嚏、咳嗽、咽部不适、头痛、恶寒、发热、全身不适等。

由于感受的外邪不同，以及体质强弱的差异，感冒又有风寒、风热、暑湿，以及气虚、血虚、阴虚、阳虚外感等不同证候，临证时应详加区别。

对本病的治疗，应根据外邪的不同性质，以驱除外邪为主。风寒感冒宜辛温解表；风热感冒宜辛凉解表；暑湿感冒宜清暑祛湿；体虚感冒，又当根据气、血、阴、阳亏损的不同情况，分别予以益气、养血、滋阴、助阳解表等方法，不可专行发散或扶正。

感冒病情虽较轻，但发病率高，且易反复感染，影响工作和学

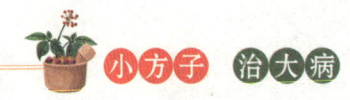

习，故应积极预防。平时应注意锻炼身体，增强体质，冬春季节，天气变化时，应及时增减衣服等。

方一

【组成】紫苏叶 15 克，防风 15 克，苍耳子 15 克，白芷 15 克，白芍 15 克，枇杷叶 15 克，蝉蜕 9 克。

【功用】疏风利肺，调和营卫。

【主治】伤风引起的感冒。多见于冬令，症见恶风，自汗，鼻鸣，干呕，脉浮缓。

【用法】水煎，及时服用。

【加减】重症者，改用桂枝 15 克，白芍 12 克，甘草 9 克，生姜 3 片，大枣 5 枚。

方二

【组成】葱白连须 3 根，淡豆豉 15 克，生姜 3 片。

【功用】辛温解表。

【主治】风寒引起的感冒。多见于寒冷季节，或四季中气候骤冷，感冒初始，症见恶寒甚，发热轻微，无汗，涕清，喉痒，痰清稀，尿清长，苔白薄，脉浮紧。

【用法】水煎，及时服用。服后可加被取暖，使微出汗即可。

【加减】重症者，改用麻黄 12 克，杏仁 12 克，桂枝 12 克，甘草 6 克；兼咳者，可改用紫苏叶 15 克，杏仁 12 克，法半夏 12 克，茯苓 15 克，前胡 12 克，桔梗 12 克，枳壳 12 克，陈皮 12 克，生姜 3 片，大枣 4 枚，甘草 6 克。

方三

【组成】金银花 15 克，连翘 15 克，薄荷 12 克，荆芥 12 克，牛蒡子 15 克，板蓝根 15 克，桔梗 12 克，淡竹叶 12 克，芦根 15 克。

【功用】辛凉解表。

【主治】风热引起的感冒。多见于春令，或四时中非时之暖，或感冒后期。症见发热微恶风，汗泄不畅，涕浊，痰稠，口干或渴，咽痛，尿黄，苔白黄，脉浮数。

【用法】水煎，及时服，或 1 日分 3 次服用。

【加减】症减兼咳者，改用桑叶 15 克，菊花 12 克，杏仁 12 克，连翘 15 克，薄荷 6 克，桔梗 12 克，芦根 20 克，甘草 9 克；症进热甚烦渴者，加石膏 30 克，黄芩 15 克；症重而兼有痰喘者，改用麻黄 12 克，杏仁 12 克，石膏 30 克，射干 15 克，甘草 10 克。

02 咳嗽

咳嗽是肺系疾病的主要证候之一。感冒、急慢性支气管炎、支气管扩张、支气管哮喘、肺炎、肺结核等疾病均可发生咳嗽，其他脏腑有病影响到肺时也可引起咳嗽。

咳嗽一症，首当鉴别其为外感咳嗽还是内伤咳嗽。一般说来，外感咳嗽多有明显的致病原因，起病较急，病程较短，其特点为必兼表证，多属实证，治宜疏散外邪，宣通肺气为主；内伤咳嗽常无明显诱因，起病缓慢，病程较长，特别是肺阴虚和肾阳虚咳嗽，多久而不愈，或反复发作，此以虚证为多，治宜调理脏腑功能为主。

咳嗽之辨证，要抓住咳嗽的特点。如咳嗽白天甚者常为热、为

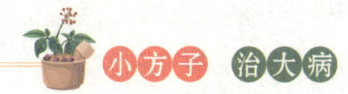

燥，夜间甚者多为肾虚、脾虚或痰湿。辨痰方面，痰清稀者属寒属湿；黏稠者属热属燥；痰色白属风、寒、湿，色黄属热；痰多者属痰湿、脾肾虚；痰少者多为风寒束表或阴虚等，燥咳痰少难出，甚至无痰。

不论是外感咳嗽还是内伤咳嗽，均可因肺气不利而滋生痰液，故治咳时应佐以化痰药。此外，咳嗽还应注意以下几点：①咳嗽初期应以宣通肺气为主，一般不宜使用收敛性止咳药，以免"闭门留寇"，而咳嗽日久，损伤肺气，可酌加敛肺收涩之品，如五味子、罂粟壳等；②因咳嗽除直接与肺有关外，常与肝、脾、肾等互相联系，故宜选用相宜的药物，做适当的配伍；③在药物治疗的同时，还应注意患者饮食起居的调节，如防寒、戒烟、戒酒，不宜食用肥、甘、辛辣及过寒的饮食，应参加适当的体育锻炼，以提高机体抗病能力，从而达到早期治愈或根治的目的。

在中医辨证时，又有风寒束表、风热袭肺、燥邪伤肺、暑湿、肺热、肺燥、痰湿、脾虚、肺气虚、肺阴虚、肾阳虚、肝火犯肺等引起咳嗽的区别。

方一

【组成】紫苏叶 12 克，法半夏 12 克，茯苓 15 克，前胡 12 克，桔梗 12 克，枳壳 9 克，甘草 6 克，生姜 3 片，大枣 5 枚。

【功用】疏风散寒，宣肺止咳。

【主治】风寒束表引起的咳嗽。症见咳嗽，鼻塞流清涕，喉痒身重，痰稀色白，头痛发热，恶寒或恶风，骨节酸痛，舌苔薄白，脉浮紧或浮缓。

【用法】水煎，分 3 次服，每日 1 剂。

方二

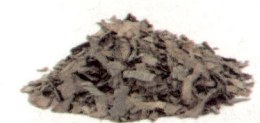

【组成】桑叶 12 克，菊花 9 克，杏仁 9 克，连翘 12 克，桔梗 9 克，薄荷 6 克，芦根 18 克，甘草 6 克。

【功用】疏风解热，宣肺止咳。

【主治】风热袭肺引起的咳嗽。症见咳嗽不爽，痰黄或黄白而稠，口干，咽痛，头痛，鼻塞，身热恶风有汗，或微恶风寒，舌苔薄黄，脉浮数。

【用法】水煎，分 3 次服，每日 1 剂。

方三

【组成】桑叶 9 克，南沙参 15 克，杏仁 9 克，浙贝母 12 克，淡豆豉 6 克，栀子皮 6 克，梨皮 12 克。

【功用】宣肺润燥。

【主治】燥邪伤肺引起的咳嗽。症见咳嗽，痰少黏稠难出，或痰中带血丝，或干咳无痰，咳甚则胸痛，鼻燥咽干，或咽喉痒痛，形寒身热，舌尖红，苔黄，脉浮数或细数。

【用法】水煎，分 3 次服，每日 1 剂。

方四

【组成】桑叶 12 克，石膏 20 克，人参 5 克，甘草 3 克，炒胡麻仁 5 克，阿胶 3 克，麦冬 9 克，杏仁 6 克，枇杷叶 5 克。

【功用】清热润燥，生津止咳。

【主治】肺燥引起的咳嗽。症见干咳无

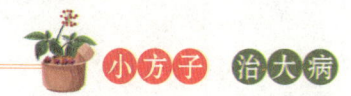

痰，咳引胸痛，声音嘶哑，鼻燥咽干，舌质红，苔薄而干，脉细数。

【用法】水煎，分3次服，每日1剂。

03 口臭

口臭是指口中出气秽臭，自觉或他人所觉而言。现代医学中的口臭常见于口齿和咽喉疾病，也可见于胃肠疾病、某些传染病，以及肿瘤等。

口臭的局部原因主要是食物残渣停积于口内齿缝间腐败发臭，或口腔肌膜、龈肉溃腐，或肿物坏死，脓液溢出等。

中医学认为，口臭多因脏腑积热所致，或湿热，或食积，或痰浊，皆为实证。临床辨证时，胃热上蒸口臭，以口渴饮冷、口舌生疮、便秘溲黄、苔黄为主症；肠胃食积口臭，根据伤食病史以及干噫食臭、吞酸嗳腐、脘腹胀满、舌苔腐腻等可资鉴别；痰热壅肺口臭，以咳唾腥臭痰、胸满胸痛为主症。除以上内治外，还可用含药或擦药等方法辅助治疗。

方一

【组成】石膏30克，黄芩12克，黄连12克，生地黄20克，牡丹皮12克，升麻9克，青蒿12克，甘草6克。

【功用】清胃泄热。

【主治】胃气上蒸引起的口臭。症见口臭，口渴饮冷，口唇红赤，口舌生疮糜烂，或牙龈赤烂肿痛，溲赤便秘，舌质红，苔黄，脉数有力。

【用法】水煎，分 3 次服，每日 1 剂。

方二

【组成】苇茎 30 克，薏苡仁 30 克，冬瓜仁 24 克，桃仁 9 克，地骨皮 12 克，桑白皮 12 克，甘草 6 克。

【功用】清肺化痰辟浊。

【主治】痰热壅肺引起的口臭。症见口气腥臭，兼胸痛胸满，咳嗽吐浊，或咳吐脓血，咽干口苦舌燥，不欲饮水，舌苔黄腻，脉象滑数。

【用法】水煎，分 3 次服，每日 1 剂。

方三

【组成】山楂 18 克，神曲 6 克，法半夏 9 克，茯苓 9 克，陈皮 3 克，连翘 3 克，莱菔子 3 克。

【功用】消积导滞。

【主治】肠胃食积引起的口臭。症见口中酸臭，脘腹胀满，嗳气频作，不思饮食，大便或秘或利，矢气臭秽，舌苔厚腻或腐腻，脉象弦滑。

【用法】水煎，分 3 次服，每日 1 剂。或共研细粉，炼蜜为 10 克丸，每日 3 次，饭后用温开水送服 1 丸。

04 脱发

脱发即是头发过量地脱落。如果平均每日脱发超过 100 根，持续

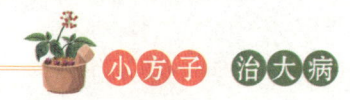

2~3个月视为脱发。脱发固然与现代快速、紧张的生活和工作节奏，以及激烈的社会竞争所带来的精神压力造成神经系统功能紊乱和免疫反应性疾病有关外，也不能忽视身体某些疾病带来的变化。

中医称脱发为"发堕""油风"。中医理论认为，肾为先天之本，其华在发。因此头发的生长与脱落过程反映了肾中精气的盛衰。肾气盛的人头发茂密有光泽，肾气不足的人头发易脱落、干枯、变白。头发的生长与脱落、润泽与枯槁除了与肾中精气的盛衰有关外，还与人体气血的盛衰有着密切的关系。老年人由于体内气血不足、肾精亏虚，常出现脱发的现象，这是人体生、长、壮、老的客观规律。而年轻人脱发不仅影响整体形象，而且还可能是体内发生肾虚、血虚的一

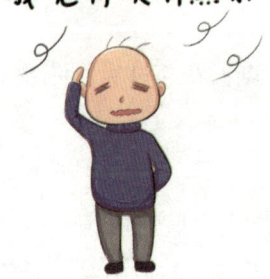

个信号。此时，必须进行治疗。在中医辨证时，又有血热生风、阴虚血亏、气血两亏、瘀血阻滞引起脱发的区别。

斑秃属于脱发的一种，特点是头发呈片状脱落，民间俗称"鬼剃头"。中医认为是血虚生风，发失滋荣所致。治疗时一般采用外治，其基本原则是刺激局部头皮充血，促进毛发生长。

方一 桑葚乌发粥

【组成】桑葚、黑芝麻各60克，大米100克，白糖20克。

【制法】大米淘洗干净，用清水浸泡30分钟；桑葚洗净；黑芝麻研磨成细粉；大米放在砂锅内，加入桑葚、黑芝麻粉，加清水，大火煮沸转小火煨成粥，加入白糖调味即可。

【功用】滋阴养血，乌发泽肤，补气益肺，延年益寿。

方二　生发黑豆

【组成】黑豆 500 克，盐适量。

【制法】将黑豆洗净，用清水浸泡 4 小时；砂锅洗净，加入水，大火煮沸后转小火熬煮，至水浸豆粒饱胀为度；取出黑豆，加适量盐，密封储于瓷瓶内。

【功用】生发护发。

方三

【组成】当归 15 克，黑芝麻 15 克，女贞子 15 克，墨旱莲 12 克，桑葚 15 克，侧柏叶 12 克，生地黄 15 克，牡丹皮 12 克。

【功用】凉血清热消风。

【主治】血热生风引起的脱发。症见头发突然成片脱落，头皮光亮，局部微痒，一般无全身症状，或见心烦口渴，便秘溲黄，舌红，苔薄黄，脉弦滑数。

【用法】水煎，分 3 次服，每日 1 剂。

05　哮喘

哮喘，又称哮，是以呼吸急促，喉中哮鸣如哨鸣音为特征的一个临床常见症状。

现代医学中的支气管哮喘、慢性喘息性支气管炎、肺炎、肺气肿、肺结核等病在发生呼吸困难时，均能出现哮喘。哮证有冷哮、热哮的区别，喘证有实喘、虚喘之不同。究其病因，前者多为体内伏痰，遇诱因而发，后者多为外感六淫，内伤饮食、情志，以及久病体

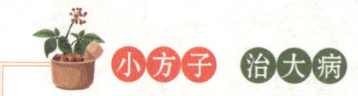

虚，致气机升降失常所致。

哮喘是一个发作性疾患，发作时应严格地辨证治疗，发作后正气必虚，症状缓解后应予以扶正。可从脾、肾二脏着手调治，根据"脾为后天之本""肾为先天之本"的理论，予以健脾、补肾，并兼顾宣肺。此外，还应注意饮食起居，如慎风寒、戒烟酒，避免各种不良刺激，以及加强适当的体育锻炼等，提高机体抗病能力。

方一

【组成】麻黄6克，白芍9克，干姜3克，细辛6克，炙甘草6克，桂枝6克，五味子9克，法半夏9克。

【功用】温肺散寒，化痰止哮。

【主治】寒痰阻肺引起的哮喘。证属冷哮范畴，遇寒而发，常表现为呼吸急促，喉中哮鸣，胸膈满闷，痰白而黏，或清稀多沫，面色晦滞而青，口不渴，或渴喜热饮，舌苔白滑，脉浮紧，或兼见恶寒，发热，无汗，头痛身痛等表证。

【用法】水煎，分3次服，每日1剂。

方二

【组成】麻黄9克，石膏30克，生姜9克，甘草5克，大枣5枚。

【功用】宣肺清热，化痰止哮。

【主治】热痰阻肺引起的哮喘。证属热哮范畴，遇热而发，呼吸急促，喉中哮鸣，声高气粗，烦闷不安，痰黄稠黏，咳嗽不爽，面红自汗，口渴欲饮，舌质红，苔黄腻，脉滑数。或兼见发热，微恶风寒，头痛等表证。

【用法】水煎，分3次服，每日1剂。

06 贫血

在一定容积的循环血液内红细胞计数、血红蛋白量以及红细胞比容均低于正常标准者称为贫血。其中以血红蛋白最为重要，成年男性低于 120 克/升，成年女性低于 110 克/升，一般可认为贫血。贫血是临床最常见的表现之一，然而它不是一种独立疾病，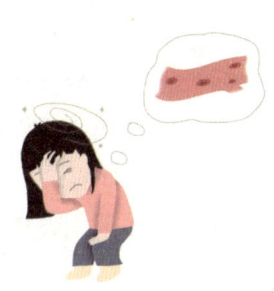可能是一种基础的，有时是较复杂疾病的重要临床表现。一旦发现贫血，必须查明其发生原因。

中医学中没有贫血的名称，但从患者临床所呈现的证候，如面色苍白、身倦无力、心悸、气短、眩晕、精神不振、脉见细象等，则相似于"血虚""阴虚"诸疾。一般可将贫血划入"血虚"或"虚劳亡血"的范畴。

方一　海参猪骨大枣汤

【出处】《广西中医药》

【组成】海参（干品）50 克，猪骨 10 只，大枣 200 克。

【功用】补益气血。

【主治】再生障碍性贫血。

【方解】海参益气养血，猪骨补髓生血，大枣健脾养血，共收补益气血之功。

【用法】水煎服，每日 1 剂，10 日为 1 个疗程，每个疗程间隔 2～4 日。

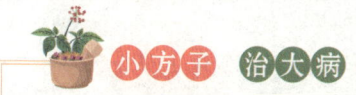

方二 野菊猪肉汤

【出处】《辽宁中医杂志》

【组成】野菊根茎 30 克，鲜精猪肉 30 克。

【功用】清热养血。

【主治】再生障碍性贫血。

【方解】野菊根茎清热，鲜精猪肉补气养血，共收清热养血之功。

【用法】药同煎煮，去渣。

方三 芪附汤（吴圣农验方）

【出处】《辽宁中医杂志》

【组成】炙黄芪 12 克，黑附块 9 克，淫羊藿 12 克，仙茅 12 克，菟丝子 12 克，肉桂 45 克（分 2 次后入），仙鹤草 30 克，墨旱莲 12 克，炙甘草 9 克，盐水炒牛膝 12 克，乌鸡白凤丸 1 粒（每日 3 次）。

【功用】温补脾肾。

【主治】再生障碍性贫血脾肾阳虚者。

【方解】炙黄芪、黑附块、淫羊藿、仙茅、菟丝子、肉桂温补脾肾，仙鹤草、墨旱莲滋补肾阴，牛膝补肾活血，乌鸡白凤丸补气养血，共收温补脾肾，化生气血之功。

【用法】水煎服，每日 1 剂，分 3 次冲服乌鸡白凤丸。

【按语】此为吴圣农主任医师验方。

07 中暑

中暑是指在高温和热辐射的长时间作用下，机体体温调节障碍，水、电解质代谢紊乱及神经系统功能损害的症状的总称。表现为骤然高热、出汗、神昏、嗜睡，甚则躁扰抽搐。

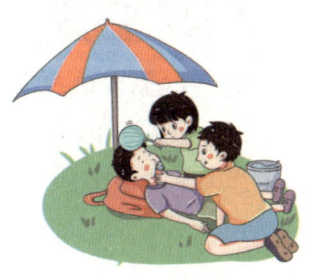

中暑属于"暑证"范畴。颅脑疾患的患者，老弱及产妇耐热能力差者，尤易发生中暑。

方一　绿豆汤

【出处】流传于民间或医界

【组成】绿豆适量。

【功用】清热解暑。

【主治】中暑。

【方解】本方重用绿豆煎汤清热解毒利尿，以收防暑祛暑功效。

【用法】水煎服。

方二　青蒿扁豆汤

【出处】《新编单方验方大全》

【组成】青蒿、白扁豆各6克，连翘、茯苓、西瓜皮各10克，通草、生甘草各3克。

【功用】清暑利湿。

【主治】中暑暑湿证。

【方解】方中以青蒿、西瓜皮、连翘清热，白扁豆、茯苓、通草祛湿，甘草和合诸药，共收清暑利湿之功。

【用法】水煎服，每日1剂。

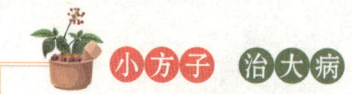

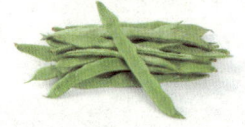 **方三 扁豆汤**

【出处】《新编单方验方大全》

【组成】扁豆 15 克，薏苡仁 10 克，莲叶梗 30 克，柳叶 3 克。

【功用】健脾祛湿，解暑。

【主治】中暑恢复期。

【方解】方中以扁豆、薏苡仁健脾祛湿，莲叶梗、柳叶解暑，以收祛暑醒脾之功。

【用法】水煎服。

方四 天生白虎汤

【出处】《冯氏锦囊》

【组成】西瓜汁。

【功用】清解暑热。

【主治】中暑。

【方解】本方重用大量西瓜汁来清解暑热，补气养阴。西瓜汁液中几乎包括了人体所需要的各种营养成分，如维生素A、维生素B、维生素C及钙、铁、磷和粗纤维等，具有解暑、利尿的作用。

【用法】捣西瓜取汁，滤去滓，灌之即醒。

08 腹泻

　　腹泻是指排便次数多于平日，粪便稀薄，水分增加，或含未消化食物或脓血。腹泻常见伴有排便急迫感、肛周不适、失禁等症状。根据病理生理可分4类：①肠腔内渗透压增加，超过血浆渗透压，引起高渗性腹泻；②吸收功能障碍引起的吸收障碍性腹泻；③分泌增多引起的分泌性腹泻；④运动功能失调，蠕动亢进，引起运动性腹泻。

　　腹泻属中医学"泄泻"范畴，以大便溏薄而势缓者为泄，以大便清稀如水而直下者为泻。中医学认为"泄泻之本，无不由于脾胃"，故多责之脾虚湿盛。

方一　白术车前煎剂

【出处】《中医单方验方选》

【组成】土炒白术 30 克，车前子 15 克（包）。

【功用】健脾益气，利水止泻。

【主治】水泻。

【方解】方中以白术健脾益气，土炒后入脾，车前子利水渗湿止泻。

【用法】水煎服，每日 1 剂。

方二　三鲜饮

【出处】《中医单方验方选》

【组成】鲜藿香 15 克，鲜荷叶 9 克，鲜扁豆叶 9 克，六一散 9 克（包）。

【功用】芳香化湿，祛暑止泻。

【主治】暑热泄泻。

【方解】方中以藿香、荷叶、扁豆叶芳香醒脾化湿，六一散利水，上药合用，共奏芳香化湿，祛暑止泻之功。

【用法】水煎服，每日 1 剂。

方三　芍甘汤

【出处】《中医单方验方选》

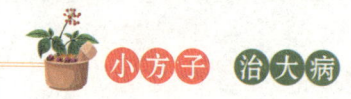

【组成】白芍 90 克，甘草 6 克。

【功用】柔肝止痛。

【主治】腹痛腹泻。

【方解】方中重用芍药养阴柔肝，缓急止痛，体现了抑木扶土的治法。

【用法】水煎服，每日 1 剂。

方四 苍术砂仁散

【出处】《山西医刊》

【组成】苍术、砂仁各适量。

【功用】健脾开胃，燥湿止泻。

【主治】腹泻。

【方解】方以苍术燥湿健脾，砂仁养胃，二药合用，共奏健脾开胃，燥湿止泻之功。

【用法】研成细末，装瓶备用。每次 1～1.5 克，每日 3 次，白开水送下。

方五 枫叶汤

【出处】《浙江中医杂志》

【组成】枫叶（陈旧者佳）30 克。

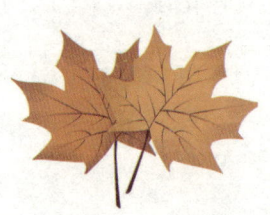

【功用】祛风，利湿，止泻。

【主治】腹泻。

【方解】方中重用枫叶一味祛风、利湿、止泻。

【用法】水煎服，每日 1 剂。

09　便秘

便秘是一种症状而非疾病的名称。便秘是指便次太少，或排便不畅、费力、困难、粪便干结且量少。

中医认为便秘是大便秘结不通，排便时间延长或欲大便而艰涩不畅的一种病证。在我国古代医学中，便秘有很多名称，如"大便难""后不利""脾约""闭""阴结""阳结""大便秘""大便燥结""肠结"等。古代医家对便秘的产生原因有许多论述，认为引起便秘的原因很多，其中，便秘与肾、脾、胃、大肠、肺、气血津液、寒热虚实等均有关。

方一　栝楼饮

【出处】《中医单方验方选》

【组成】栝楼 30 克，玄明粉 10 克。

【功用】宽胸行气，泻下通便。

【主治】老年体弱便秘。

【方解】方以栝楼行气宽胸，玄明粉润下通便，二药合用，共收行气通便之功。

【用法】水煎服，每日 1 剂。

方二　单味肉苁蓉汤

【出处】《中医单方验方选》

【组成】肉苁蓉 30 克。

【功用】润肠通便。

【主治】年老体虚便秘。

【方解】方中重用大剂量肉苁蓉温润肠道，从而起到通便之功。

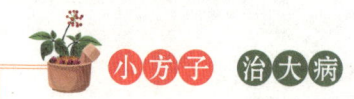

【用法】水煎服，每日 1 剂。

方三 大黄麻仁饮

【出处】《中医单方验方选》

【组成】大黄 6 克，火麻仁 15 克。

【功用】通腑泄热，润肠通便。

【主治】一般便秘。

【方解】方以大黄通腑泄热，火麻仁润肠通便，二药合用，共奏泻热润肠通便之功。

【用法】水煎服，每日 1 剂。

方四 苏子汤

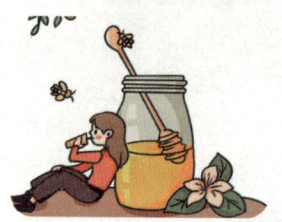

【出处】《中医单方验方选》

【组成】苏子 10 克，蜂蜜 30 克。

【功用】降气通便。

【主治】习惯性便秘。

【方解】方以苏子降气，蜂蜜润肠，二药合用，共奏降气通便之功。

【用法】苏子炒焦研碎，清晨空腹用蜂蜜送服，连服 10 日。

10 痔疮

方一 凉血地黄汤

【出处】《外科大成》

【组成】细生地黄、当归尾、地榆、槐角、黄连、天花粉、生甘草、升麻、赤芍、枳壳、黄芩、荆芥。

【功用】清热凉血祛风。

【主治】一、二期内痔，或内痔嵌顿伴继发感染，或年老体弱，或内痔兼有其他严重慢性疾病，不宜手术治疗者。

【用法】水煎服，每日1剂。

方二 补中益气汤

【出处】《脾胃论》

【组成】黄芪18克，甘草9克，人参6克，当归3克，橘皮6克，升麻6克，柴胡6克，白术9克。

【功用】补气升提。

【主治】肛门下坠感，痔核脱出须手法复位，便血色鲜或淡。面色少华，神疲乏力，少气懒言，纳少便溏。

【用法】水煎服，每日1剂。

方三 五倍子汤熏洗法

【出处】《疡科选粹》

【组成】五倍子、芒硝、桑寄生、莲房、荆芥各30克。

【功用】活血止痛，收敛消肿。

【主治】内痔及内痔脱出或伴脱肛者。

【用法】药物加水煮沸，先熏后洗，或药液作热湿敷。

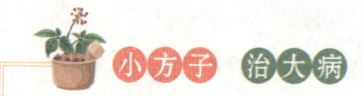

11 牙痛

牙痛是指牙齿因某种原因引起的疼痛，为口腔疾病中最常见的症状之一。其表现为：牙龈红肿、遇冷热刺激痛、面颊部肿胀等。牙痛

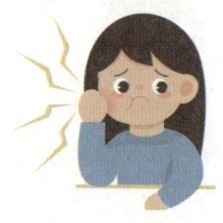

大多是由牙龈炎和牙周炎、龋齿（蛀牙）或折裂牙而导致牙髓（牙神经）感染所引起的。

　　该病属中医"牙宣""骨槽风"范畴。中医认为牙痛是由于外感风邪、胃火炽盛、肾虚火旺、虫蚀牙齿等原因所致。

方一 荜拨散

【出处】《古今医统大全》

【组成】荜拨、高良姜、细辛、胡椒各等份。

【功用】温经散寒，通络止痛。

【主治】治疗龋齿牙痛，因冷加重，或口疮色白，周围不充血者。

【方解】方中荜拨、高良姜、细辛味辛性温，芳香走窜，取其温散之性，以发散郁火及风热，胡椒温中止痛，杀虫。

【用法】将上药共研细末，过筛装瓶备用。牙痛时取药粉少许，塞入鼻孔内用力吸入。

方二 竹叶石膏汤

【出处】《伤寒论》

【组成】竹叶15克，石膏30克，法半夏9克，麦冬15克，人参6克，炙甘草6克，粳米15克。

【功用】清热生津，益气和胃。

【主治】治疗胃热内盛，阴津受伤，而致牙痛牙宣等症。

【方解】本方是由白虎汤去知母，加竹叶、人参、麦冬、法半夏而成。方中竹叶、石膏清解气分邪热；人参、麦冬益气养阴；法半夏和胃降逆；甘草、粳米益胃，又可使寒凉清泄而不伤中气。法半夏配麦冬，燥润结合，以润制燥，使得补而不腻。本方清补兼施，邪热与气阴兼顾，可称得两全其美。

【用法】将上药加水煎煮，第一煎 20 分钟，第二煎 15 分钟，每煎 350 毫升，放温服用，早晨饭前、晚上临睡前服下。

方三 清胃散

【出处】《脾胃论》

【组成】生地黄 6 克，当归身 6 克，牡丹皮 9 克，黄连 6 克，升麻 9 克。

【功用】清胃凉血。

【主治】胃火牙痛。

【方解】方用苦寒泻火之黄连为君，直折胃腑之热。臣以甘辛微寒之升麻，一取其清热解毒，以治胃火牙痛；一取其轻清升散透发，可宣达郁遏之伏火，有"火郁发之"之意。黄连得升麻，降中寓升，则泻火而无凉遏之弊；升麻得黄连，则散火而无升焰之虞。生地黄凉血滋阴；牡丹皮凉血清热，皆为臣药；当归养血活血，以助消肿止痛，为佐药；升麻兼以引经为使。诸药合用，共奏清胃凉血之效，以使上炎之火得降，血分之热得除，于是循经外发诸症，皆可因热毒内彻而解。

【用法】作汤剂，水煎服，每日 1 剂。

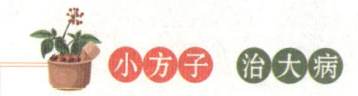

12 口腔溃疡

口腔溃疡，也叫口疮，就是口内生疮，即边缘色红，中心是黄绿色的溃烂点，疼痛剧烈，流口水，常伴口臭、口干、尿黄、大便干结等症状。轻的口疮只溃烂一两处，重的口疮可扩展到整个口腔，甚至引起发热和全身不适。

口腔溃疡的病因并不十分明确，可能与精神因素、病毒感染、缺少维生素、过度疲劳等有关。因此治疗应综合进行。此外，口腔溃疡也被认为与遗传、激素等因素有关。

中医学认为：本病的发生与肝肾不足、气阴亏虚、外感湿热等密切相关，久之，湿热与气血相搏，湿、毒、瘀相互胶结，致本病反复

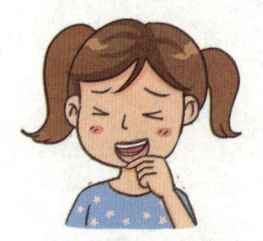

发作，迁延难愈。同时食积，肉积、水积、气积等所致内分泌失调与脏腑功能失调，肠胃功能紊乱，免疫力下降，病菌病毒破坏口腔分泌腺体，并破坏了口腔黏膜，亦是导致本病发生的主要原因。

方一 珍宝散

【出处】《丹台玉案》卷三

【组成】珍珠9克，硼砂、青黛各3克，冰片1.5克，黄连、人中白各6克。

【功用】清热消肿，祛腐敛疮。

【主治】治疗口舌生疮，疼痛而影响饮食者。

【方解】方中珍珠外用可燥湿敛疮，硼砂、青黛、冰片以清热解毒止痛，并配以黄连、人中白以清热燥湿消肿，诸药合用，共奏清热解毒，消肿止痛，祛腐敛疮之功。

【用法】上药共为细末。每次取 0.2 克敷患处，每日 2 次。

方二　辰砂定痛散

【出处】《外科大成》

【组成】（煅）软石膏 30 克，胡黄连 0.6 克，辰砂 1.5 克，冰片 0.6 克。

【功用】清热解毒，消肿止痛。

【主治】治疗口疮伴身热口渴，大便干燥，小便黄赤者。

【方解】方中煅石膏、冰片、辰砂可清热泻火，解毒止痛，收敛生肌，配以胡黄连清胃肠湿热及下焦湿火蕴结，诸药相配，可清热止痛。

【用法】上药共为细末。每次取 0.2 克涂于口疮处。每日 3 次。

方三　竹叶合剂

【出处】《浙江中医杂志》

【组成】淡竹叶、栀子、大青叶、金银花各 9 克，生石膏 30 克，黄连、甘草、薄荷各 4.5 克。

【功用】清热泻火止痛。

【主治】治疗小儿口疮。

【方解】方中淡竹叶、栀子合用以宣泄邪热，解郁除烦；生石膏辛甘性寒，能清热泻火，甘寒除烦止渴，为清泻肺胃二经气分实热的要药；金银花、大青叶具清热解毒散痈消肿之功；黄连可清热燥湿；薄荷轻扬升浮、芳香通窍，功善疏散上焦风热，清头目、利咽喉；甘草清热且调和诸药。

【用法】水煎服，每日 1 剂，5 剂为 1 个疗程。

【加减】便秘者加大黄 4.5 克，舌红龈肿者加石斛、玄参各 9 克。

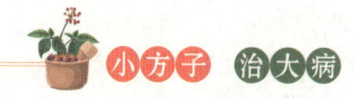

第2章 内科疾病

01 上呼吸道感染

上呼吸道感染是鼻腔、咽喉部急性炎症的总称。临床表现以鼻塞、流涕、喷嚏、咳嗽、头痛、恶寒、发热、全身不适等为特征。大多数由病毒引起，少数为细菌所致。若全身症状较重，具有较强的传染性者，称为"流行性感冒"。感冒是感受风邪，出现鼻塞、流涕、

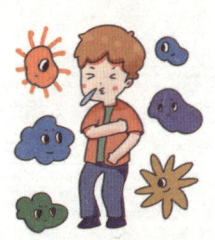

喷嚏、咳嗽、头痛、恶寒、发热、全身不适等症状的一种疾病，如不及时治疗最易转变他症，为常见外感症之一。现代医学的普通感冒，病毒性、流行性感冒，以及细菌性感染所引起的上呼吸道急性炎症与中医学感冒或时行感冒相似。

方一 感冒退热饮

【出处】《甘肃中医》

【组成】羌活10克，薄荷6克，防风10克，青蒿15克，板蓝根20克。

【功用】发汗解表退热。

【主治】病毒性上呼吸道感染，高热。

【方解】方中羌活、防风发汗力强，解表力强，辅以苦寒味芳的板蓝根、青蒿，辛凉解表的薄荷，既发挥了辛温解表的特长，又可避免其助热、过度耗散之弊，诸药合用，旨在汗出邪除，邪随汗解。

【用法】水煎服，每日 1 剂。

方二　流感合剂

【出处】《四川中医》

【组成】板蓝根 30 克，鱼腥草 30 克，茵陈 30 克，绵马贯众 15 克，虎杖 15 克，牛蒡子 10 克，黄连 10 克，薄荷 10 克（后下）。

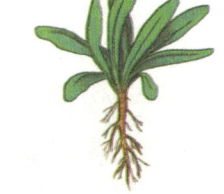

【功用】清热解毒，利咽消肿，疏风利湿。

【主治】病毒性上呼吸道感染。

【方解】方中板蓝根、鱼腥草、茵陈、绵马贯众清热解毒，牛蒡子、薄荷利咽消肿，虎杖、黄连疏风利湿。本方虽以清热解毒药为主，但清中寓散，表里双解，并入渗利之品，故有清热解毒、疏风利湿等功效，与本病大多由于感受风热疫毒，且多兼夹湿邪的病因病机吻合，故获效显著。

【用法】水煎服，每日 1 剂。

方三　感冒退热饮

【出处】《甘肃中医》

【组成】羌活 10 克，薄荷 6 克，防风 10 克，青蒿 15 克，板蓝根 20 克。

【功用】发汗解表退热。

【主治】病毒性上呼吸道感染，高热。

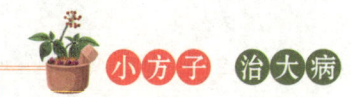

【方解】方中羌活、防风发汗力强，解表力胜，辅以苦寒味芳的板蓝根、青蒿，辛凉解表的薄荷，既发挥了辛温解表的特长，又可避免其助热、过度耗散之弊，诸药合用，旨在汗出邪除，邪随汗解。

【用法】水煎服，每日1剂。

02　支气管炎

支气管炎包括急性支气管炎和慢性支气管炎，均以咳嗽为主要症状，应从中医所说的咳嗽病去辨证施治。中医认为急性支气管炎属外感咳嗽，病因为风寒和风热。慢性支气管炎与肺脾肾三脏有关。由于病因不同，内脏虚实不同，故症状各异，常见肺虚寒夹痰饮、气虚痰浊、痰热、阴虚等证型。

方一　止咳汤（沈炎南）

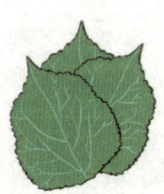

【出处】广东省广州市中医院

【组成】桑叶9克，北杏仁9克，桔梗12克，甘草8克，紫苑9克，款冬花12克，百部9克，白前9克。

【功用】疏风散寒，止咳化痰。

【主治】咳嗽。痰多色白，或痰虽不多，而难咯出，喉痒，或伴气促，尤宜于感冒之后，久咳不愈之症。

【方解】本方由《医学心悟》止嗽散化裁而成，随症加减，对新久寒热咳嗽皆宜。桑叶疏风清肺；北杏仁、桔梗止咳化痰；紫苑、款冬花、百部、白前疏风清肺，润肺止咳。

【用法】先将上药用水浸泡 30 分钟，再煎煮 30 分钟，每剂煎 2 次，将 2 次煎出的药液混合。每日 1 剂，早晚各服 1 次。

【加减】若表寒仍在，恶风鼻塞，流涕者，加荆芥 9 克，薄荷 6 克；如肺热壅盛，咳嗽痰黄，咽干，口渴者，去紫菀、款冬花，加鱼腥草 15 克；如气逆，喘促，加苏子 9 克，五味子 6 克；如气阴已虚，咳而少痰，气短多汗，倦怠乏力者，加党参 15 克，麦冬 9 克，五味子 3 克；如久咳痰少，而难咯者，可另用款冬花 10 克，加冰糖适量，泡开水，代茶饮，以作辅助治疗；如表证明显，临床表现以感冒症状为主时，当应先行治疗感冒，待表证基本解除，咳嗽成为主证时方可应用本方。

方二　宣痹加贝汤（孟澍江）

【出处】南京中医学院

【组成】枇杷叶 9 克，郁金 8 克，淡豆豉 6 克，射干 5 克，通草 8 克，川贝母 4 克。

【功用】轻宣肺气，止咳化痰。

【主治】咳嗽。风邪内伏；咳嗽不畅，夕咳甚则气急面红，咳势阵作而类顿咳，痰少胸痞者。

【方解】宣痹汤源出《温病条辨》，为湿温闭肺，清阳郁闭致哕而设，轻宣肺痹，清阳宣畅，肺气肃降，则哕而止。本方用于外邪闭肺，肺失宣降而咳嗽，实有"轻可去实"之意。用本方轻清宣通肺气，肺气一通其咳自平，药量宜轻不宜重。若痰多色白而黏，加法半夏 9 克，陈皮 6 克，气闷加苏子 8 克。

【用法】先将药物用水浸泡 30 分钟，再在火上煎煮 30 分钟，每

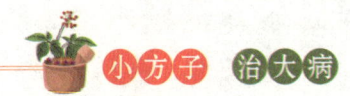

剂煎2次，将2次药液混合。每日1剂，分2次温服。

方三 清肺化痰健脾汤

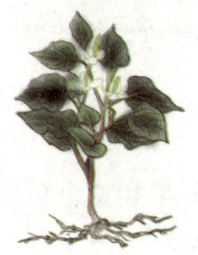

【出处】《浙江中医杂志》

【组成】鱼腥草30克，黄芩9克，薏苡仁30克，贝母9克，杏仁9克，桑白皮15克，丹参15克，茯苓12克，炒白术12克，甘草6克。

【功用】清肺化痰，健脾燥湿。

【主治】慢性支气管炎继发感染，咳嗽、气喘、发热，咯吐黄痰。

【方解】鱼腥草、黄芩、桑白皮、薏苡仁清肺热，化湿痰；贝母、杏仁止咳化痰；茯苓、炒白术健脾燥湿；丹参活血凉血。

【用法】水煎服，每日1剂，日服2次。

方四 辛润止咳汤

【出处】《吉林中医药杂志》

【组成】半夏6克，细辛3克，生姜5片，炙远志6克，麦冬10克，炙马兜铃10克，炙枇杷叶12克，五味子6克，炒栝楼皮15克，天竹黄10克，炙甘草6克。

【功用】清热化痰，止咳平喘。

【主治】慢性支气管炎，干咳频作，喉痒无痰。

【方解】细辛、生姜辛温散寒；炙远志、炙马兜铃、炙枇杷叶、炒栝楼皮、天竹黄清热化痰；半夏燥湿化痰；五味子敛肺止咳。该方甘凉清热，不燥不凉。

【用法】水煎服，每日1剂，日服2次。

方五

【出处】《偏方大全》

【组成】天花粉、紫河车、生龙骨、生牡蛎、北沙参、桑白皮、苦杏仁、小百合各 50 克，生地黄、白及、黑老虎、冬虫夏草、黄芩、炙百部各 30 克，炒蒲黄、大蓟、小蓟、茜草炭、白桔梗、炙甘草各 20 克。

【功用】清热泻火，养血补气。

【主治】该方对肺结核、急慢性支气管炎、支气管哮喘、支气管扩张并肺气肿等症也有显著疗效。

【用法】将上药共研极细末，加入炖至溶化的阿胶 100 克，用优质蜂蜜调匀，做成重 10 克的药丸。每次取 2 丸，嚼碎后用温开水送服，每日早、中、晚饭后半小时各服 1 次，连服 60～100 天即可愈。

03 肺炎

　　肺炎是指肺实质的炎症，按病因可分为细菌性、真菌性、病毒性和支原体性肺炎。临床常见的是细菌性肺炎，其中 90%～95% 是由肺炎球菌引起。临床有突发的寒战、高热、咳嗽、血痰、胸痛等症状。肺炎的诱发因素有受寒、病毒感染、酒醉、全身麻醉、镇静剂或麻剂过量等。这些因素会削弱全身抵抗力和会厌的反射作用，破坏呼吸道黏膜-纤毛运动，减损细胞吞噬作用，使致病物能轻易地吸入而引起感染。此外，心力衰竭、有害气体的吸入、长期卧床的肺水肿、肺淤血，以及脑

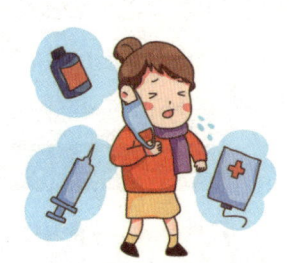

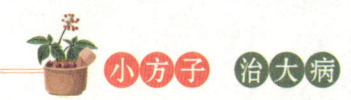

外伤等都有利于细菌的感染和生长繁殖，导致肺炎。

方一 白头翁汤

【出处】《伤寒论》

【组成】白头翁 16 克，黄连 6 克，黄柏 6 克，秦皮 9 克。

【功用】发汗解表，止咳平喘。

【主治】大叶性肺炎。症见高热汗出，气促痰鸣，痰色铁锈，口渴喜冷饮，大便干结，舌红，苔黄腻，脉弦数。

【方解】白头翁、秦皮凉血解毒；黄连、黄柏燥湿清热。

【用法】将上药水煎服，每日 1 剂，分早晚 2 次服。

方二 活肺汤

【出处】《新中医》

【组成】丹参 30 克，毛冬青 30 克，桃仁 15 克，赤芍 15 克，牡丹皮 15 克，生地黄 20 克，川芎 10 克，柴胡 9 克，红花 9 克，枳壳 9 克，甘草 6 克。

【功用】活血化瘀，清热化痰。

【主治】病毒性肺炎。症见发热，头痛，乏力，咳嗽咯黄痰，胸闷气急，发绀，舌暗红，苔黄腻，脉滑数。肺听诊可听见湿啰音。

【方解】丹参、赤芍、牡丹皮、毛冬青、生地黄凉血解毒；桃仁、川芎、红花活血化瘀；柴胡、枳壳开提肺气。

【用法】将上药水煎服，每日 1 剂，分早晚 2 次服。

方三 贝龙银黄汤

【出处】《甘肃中医》

【组成】金银花 30 克，连翘 10 克，知母 10 克，浙贝母 10 克，地龙 10 克，甘草 10 克，黄连 5 克。

【功用】宣肺平喘，清热化痰。

【主治】支气管肺炎。症见壮热烦渴，喉鸣痰涌，咳嗽喘憋，甚则鼻翼翕动，颜面口唇发绀。

【方解】支气管肺炎属于中医"肺炎喘嗽"，肺气郁闭是其主要病理机制，痰热是其主要病理产物。方中金银花、连翘辛凉透表，清热解毒，重用金银花，意在清热解毒，抑制细菌、病毒。黄连清热燥湿，泻火解毒，药理实验证实其对多种细菌和各型流感病毒均有一定抑制作用，特别是组成复方后抗菌效力明显提高。知母清热滋阴；浙贝母、地龙、甘草化热痰利咽喉，其中地龙解毒力强，并有显著舒张支气管平滑肌和镇静抗惊厥的作用，对肺炎喘嗽欲内陷厥阴之变证有防微杜渐的作用。方中金银花、连翘、知母、黄连是针对"热"字而设，贝母、地龙、甘草是针对"痰"字而用。诸药化瘀清热，功效颇佳。

【用法】水煎分次温服，每日 1 剂。

方四　龙虎汤

【出处】《中国中医药信息杂志》

【组成】麻黄 5 克，生石膏 10 ~ 15 克，知母 10 ~ 15 克，杏仁 10 克，地龙 10 克，甘草 15 克。

【功用】清热解毒，止咳祛痰。

【主治】支气管肺炎。

【方解】龙虎汤为麻杏石甘汤、白虎汤加地龙而成，其中的生石膏、知母对细菌、病毒、支原体等有广谱治疗作用；杏仁、甘草祛痰止咳；麻黄、地龙、甘草具有抗过敏、解痉定喘的作用。诸药配

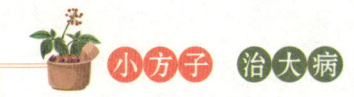

伍，既可清热解毒抗感染，又能止咳祛痰定喘，具有标本兼治的综合功效。

【用法】水煎分次温服，每日1剂。

04 慢性胃炎

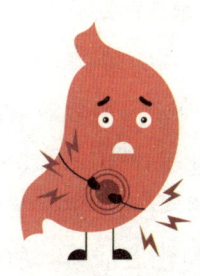

　　慢性胃炎是指不同病因引起的胃黏膜的慢性炎症或萎缩性病变，可分为慢性浅表性胃炎和慢性萎缩性胃炎。发病原因尚未完全阐明，一般认为与周围环境的有害因素及易感体质有关，如长期饮浓茶、烈酒、咖啡，食过热、过冷、过于粗糙的食物；长期大量服用非甾体消炎药、吸烟；细菌尤其是幽门螺杆菌（HP）感染；免疫因素；继发于其他疾病等。慢性胃炎缺乏特异性症状，大多数患者常无症状或有程度不同的消化不良症状，如上腹隐痛、食欲减退、餐后饱胀、反酸等。萎缩性胃炎患者可有贫血、消瘦、舌炎、腹泻、出血等。

　　该病属中医学"胃痛""胃痞"等范畴。其病位在胃，与肝、脾、肾等脏腑有关。本病病因繁多，饮食所伤、情志不遂、脾胃素虚、失治误治等皆可引发。

方一　加味香苏饮（董建华验方）

【出处】《中国名老中医经验集萃》

【组成】香附10克，橘皮10克，枳壳10克，炒鸡内金5克，香

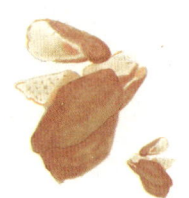

橼皮 10 克，佛手 5 克，大腹皮 10 克，砂仁 5 克，焦三仙（焦麦芽）、焦山楂、焦神曲各 10 克，木香 6 克。

【功用】调气和胃，疏肝止痛。

【主治】慢性胃炎。症见胃胀多气，时伴隐痛，反复发作，食后脘胀尤甚，不思饮食者。

【方解】本方以香附、橘皮为主药。香附入肝，解郁理气止痛；橘皮理气和胃化湿，为脾胃宣通疏利之要药，具有能散、能燥、能泻、能补、能和之功，与香附相配，既能调气和胃，又可疏肝止痛。配枳壳以破气消积，利膈宽中，能消胃脘胀满，通大、小肠；佐大腹皮下气行水，调和脾胃；香橼皮、佛手宽胸除胀止痛。诸药相伍，共奏行气、和胃、通降、疏肝、止痛之功。

【用法】水煎服，每日 1 剂。

【加减】如伴见胁肋胀痛、口苦泛恶、肝郁不舒症状者，可加柴胡、青皮、郁金等味以疏肝解郁；若伴便秘、腹胀、腑行不畅者，可入酒军或栝楼、莱菔子以导滞通腑；如伤食生冷，胃寒作痛者，可加良姜或毕澄茄等品以行气散寒止痛；如顽固腹胀，反复不愈，则可配用鸡金散（鸡内金、沉香或木香、砂仁、香橼皮等量研末，每服 3 克，每日 2 次），健胃消胀化滞（亦可用于汤剂）。

方二　平胃散

【出处】《太平惠民和剂局方》

【组成】苍术 15 克，厚朴 9 克，陈皮 9 克，甘草 4 克，生姜 3 片，大枣 2 枚。

【功用】燥湿运脾，行气和胃。

【主治】慢性胃炎。症见脘腹胀满，不思饮食，恶心呕吐，嗳气

吞酸或口苦无味，肢体倦怠，胸闷气短，大便溏薄，舌淡胖，苔白腻而厚者。

【方解】苍术除湿运脾；厚朴行气化湿，消胀除满；陈皮理气和胃，芳香醒脾；甘草甘缓和中，调和诸药；加生姜、大枣，其调和脾胃之功亦佳。诸药相合，使湿浊得化，气机调畅，脾气健运，胃得和降，则诸症自除。

【用法】水煎服，每日1剂。

方三 楂梅益胃汤

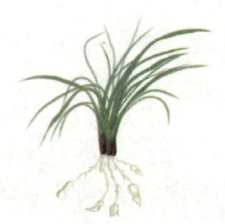

【出处】《江西中医药》

【组成】沙参30克，麦冬、玉竹、生地黄、木瓜各10克，山楂、山药各15克，石斛、乌梅、白芍各12克，甘草6克。

【功用】养阴益胃。

【主治】慢性胃炎。症见胃脘嘈杂，似饥非饥，似痛非痛，口干舌燥，少苔、无苔或花剥苔。证属脾阴不足、胃土燥热型者。

【方解】方中用乌梅、山楂、木瓜、白芍之类以酸甘化阴；配沙参、麦冬、玉竹、生地黄、石斛等养阴益胃；伍山药健脾和胃；甘草调和诸药。

【用法】水煎服，每日1剂。

方四 温阳健胃汤（张继泽经验方）

【出处】《中华名医名方薪传·胃肠病》

【组成】潞党参15克，炒白术10克，白芍10克，炒枳壳10克，高良姜5克，陈皮6克，法半夏10克，桂枝3克，木香5克，炙甘草3克。

【功用】温运脾阳，健胃和中。

【主治】萎缩性胃炎，伴肠上皮化生。症见胃脘隐痛，胃胀嗳气，大便或干或烂，脉细，舌苔薄白。辨证为中虚气滞者。

【用法】水煎服，早晚各 1 次。

05　胃与十二指肠溃疡

胃与十二指肠溃疡是常见的慢性消化系统疾病，又称消化性溃疡。溃疡的形成有各种因素，其中酸性胃液对黏膜的消化作用是溃疡形成的基本因素。研究表明，胃酸分泌过多、幽门螺杆菌感染和胃黏膜保护作用减弱等因素是引起胃与十二指肠溃疡的主要环节。胃排空延缓和胆汁反流、胃肠肽的作用、遗传因素、药物因素、环境因素和精神因素等，都和溃疡的发生有关。临床表现主要有上腹部疼痛，呈慢性、周期性、节律性发作，多为钝痛、灼痛或饥饿样疼痛。此外可伴有唾液分泌增多、胃灼热、反胃、嗳酸、嗳气、恶心、呕吐等其他胃肠道症状。

胃与十二指肠溃疡属中医学"胃脘痛""嘈杂""吞酸"等范畴。发病机制较为复杂，但总不外乎脾胃气机壅滞，升降失常、气滞血瘀为患。治疗原则以"理气止痛"为常法，兼以审证求因，辨证施治。根据寒、热、虚、实、在气、在血的不同，分别施以温、清、补、泻、行气、活血等法。

方一　化瘀生肌汤

【出处】《北京中医》

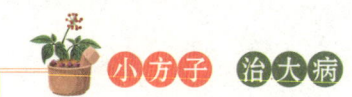

【组成】五灵脂6克，当归、延胡索各10克，没药5克，黄芪12克，珍珠末0.3克（冲服），冬虫夏草2克。

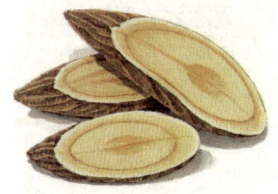

【功用】活血化瘀，益气生肌。

【主治】胃、十二指肠溃疡。

【方解】方中五灵脂、当归、延胡索、没药行气活血，化瘀止痛；黄芪补中益气，且有托疮生肌之用；配珍珠末生肌敛疮，促使溃疡面愈合；冬虫夏草大补阴阳之气。

【用法】水煎服，每日1剂。10日为1个疗程。如症状得到控制改服粉剂，每次服6克。早、午、晚饭前各服1次，3个月为1个疗程。

【加减】胃反酸有烧灼感者，加海螵蛸、瓦楞子；神疲气短者加党参；嗳气频作者，加丁香、柿蒂；大便潜血试验阳性者，加阿胶珠、艾叶炭、地榆炭。

方二

【出处】《农家科技》

【组成】鸡蛋壳，乌贼骨。

【功用】养胃制酸止痛。

【主治】治疗胃酸过多及十二指肠溃疡。

【用法】鸡蛋壳2份，乌贼骨1份，微火烘干研细，过细粉筛，装瓶备用。每次服1匙，每天服2次，以温开水送服。

方三 肝胃百合汤（夏度衡验方）

【出处】《常见消化系统疾病的中医治疗》

【组成】百合15克，甘草6克，柴胡10克，郁金10克，乌药

10 克，川楝子 10 克，黄芩 10 克，丹参 10 克。

【功用】疏肝理胃，化瘀敛疡。

【主治】消化性溃疡，属肝胃气机失常，气血瘀阻，胃络损伤者。症见上腹部疼痛，吞酸嗳腐，神疲乏力，舌淡红，苔薄黄，脉沉小而弦。

【药理】甘草有抗溃疡作用，可改善胃溃疡面环境、吸附盐酸、改变胃酸胃液浓度，并对胃平滑肌有解痉作用；柴胡有增强机体免疫、镇痛的作用；乌药可使麻醉犬胃肠肌蠕动加速、收缩增强；川楝子调节胃肠平滑肌，改善微循环和血液流变学指标；黄芩明显拮抗乙酰胆碱所致回肠痉挛。

【用法】水煎服，每日 1 剂。

06 急性胃肠炎

急性胃肠炎是胃肠黏膜的急性炎症，由于饮食不当，食入过多生冷不易消化、刺激性食物，或摄入被细菌、毒素污染的食物所致。此病好发于夏秋季节，起病急，临床表现以恶心、呕吐、腹痛、腹泻、发热为主，严重者可出现脱水、休克等。可分为三型：以胃痛、恶心呕吐为主者，称急性胃炎；以腹痛、腹泻为主者，称急性肠炎；二者兼有者，称急性胃肠炎。

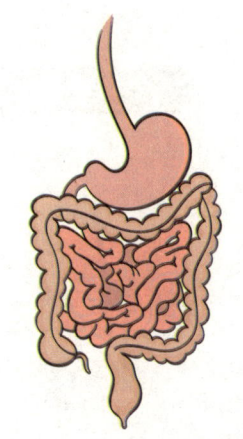

本病属中医学"呕吐""胃脘痛""泄泻""腹痛""霍乱"等范畴。多由中焦元气素亏，外感风寒暑湿之邪；或饮食不洁，损

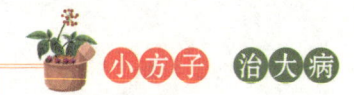

伤脾胃，以致运化失职，脾失健运，胃失和降，浊阴内阻，清浊相干，乱于胃肠而成。临床本着"急则治其标"的原则，突出止呕、止泻、止痛，然后针对病因采用散寒、理气、清热、消食、活血、祛湿、收涩、健脾、疏肝、和胃等方法，调畅胃肠气机，使邪去正安。

方一 葛根芩连汤

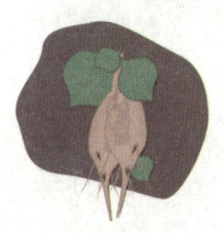

【出处】《伤寒论》

【组成】葛根 15 克，甘草 6 克，黄芩 9 克，黄连 9 克。

【功用】解表清里。

【主治】急性胃肠炎，属表证未解，里热甚者。症见身热汗出，泻下急迫，气味臭秽，肛门灼热，胸脘烦热，口渴，舌红苔黄，脉数或促。

【方解】方中重用葛根，既能解表退热，又能升发脾胃清阳之气而止下利，为君药；臣以黄芩、黄连清热燥湿，厚肠止利；使以甘草甘缓和中，调和诸药。

【用法】水煎服，每日 1 剂，早晚分服。

方二 藿香正气散

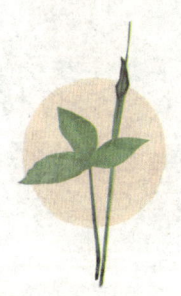

【出处】《太平惠民和剂局方》

【组成】大腹皮、白芷、紫苏、茯苓各 5 克；半夏曲、白术、陈皮、厚朴、苦桔梗各 10 克，藿香 15 克，炙甘草 12 克，生姜 3 片，大枣 1 枚。

【功用】解表化湿，理气和中。

【主治】急性胃肠炎，外感风寒，内伤湿滞证。症见脘腹疼痛，上吐下泻，泄泻清稀，甚如水样，或伴恶寒发热，头痛，舌苔白腻。

【方解】方中藿香辟秽和中，升清降浊，为君；配以紫苏、白芷辛香发散，助藿香外散风寒，兼可芳化湿浊；半夏曲、陈皮燥湿和胃，降逆止呕；白术、茯苓健脾运湿，和中止泻；厚朴、大腹皮行气化湿，畅中除满；苦桔梗宣肺利膈；生姜、大枣、炙甘草谐营卫而调药和中。

【用法】水煎服。

方三　连朴饮

【出处】《霍乱论》

【组成】制厚朴 6 克，姜川连、石菖蒲、制半夏各 3 克，炒香豉、焦栀子各 9 克，芦根 60 克。

【功用】清热化湿，理气和中。

【主治】急性胃肠炎，湿热并重者。症见上吐下泻，胸脘痞闷，心烦躁扰，小便短赤，舌苔黄腻，脉滑数等。

【方解】芦根清热和胃，除烦止呕；又以姜川连清热燥湿，制厚朴理气祛湿，石菖蒲芳香化湿，制半夏和胃燥湿，四者合用，可使湿去热清，气机调和；佐以焦栀子、炒香豉清宣胸脘郁热，而除烦闷。诸药配伍，使湿热除，脾胃和，吐泻立止。

【用法】水煎温服。

方四　保和丸

【出处】《丹溪心法》

【组成】山楂 18 克，神曲 6 克，半夏、茯苓各 9 克，陈皮、连翘、莱菔子各 6 克。

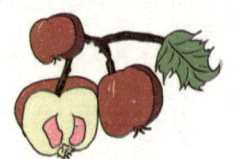

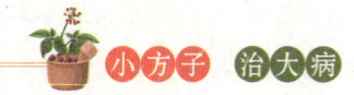

【功用】消食和胃。

【主治】急性胃肠炎，属食积内停者。症见腹痛肠鸣，泻下粪便，臭如败卵，泻后痛减，脘腹胀满，嗳腐酸臭，不思饮食，苔垢浊或厚腻，脉滑。

【方解】方中重用山楂，能消一切饮食积滞，尤善消肉食油腻之积；神曲消食健脾，善化酒食陈腐之积；莱菔子下气消食，长于消谷面之积；半夏、陈皮行气化滞，和胃止呕；茯苓渗湿健脾，和中止泻；连翘清热散结。诸药相合，共奏消食和胃，清热祛湿之功。

【用法】水煎服。

07 高血压

原发性高血压是最常见的心血管疾病之一，简称高血压。临床表现为原因不明的体循环动脉血压持续增高，伴有不同程度的脑、心、肾等脏器病变。高血压的病因迄今未明。研究提示，高血压与遗传、食盐摄入过高、高度集中及精神紧张的职业、缺少体力活动、肥胖、吸烟、大量饮酒、某些营养成分缺乏等有关。近来发现，较多高血压患者有胰岛素抵抗和高胰岛素血症。

高血压在中医学中多见于"眩晕""头痛"等病中。由于饮食劳倦、情志内伤、先天不足、后天失养、年老体衰而致肝肾阴阳失调，心脾冲任虚损，气血逆乱，风火内生，痰瘀互阻而发病。病初以邪实或本虚标实为主，晚期以虚证为主。治疗方法有：清肝泻火、温补脾肾、化痰祛湿、活血化瘀、滋水清心、补肾泻火等。

方一 育阴助阳方（刘亦选）

【出处】《中国名医名方》

【组成】熟地黄 15 克，桑寄生 15 克，麦冬 15 克，巴戟天 15 克，杜仲 15 克，山茱萸 12 克，肉苁蓉 12 克，党参 15 克，桂枝 10 克。

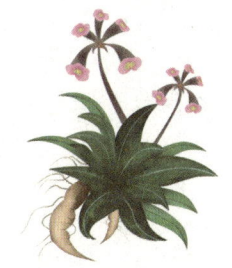

【功用】育阴温阳，补肾益精。

【主治】高血压。肾精不足、阴阳两虚证。症见眩晕，心慌气短，神疲健忘，夜尿频多，腰膝酸软，胸闷作呕，阳痿遗精，畏寒肢冷，面色苍白，肢体浮肿，舌质淡嫩，少苔。

【方解】熟地黄养血滋阴，补精益髓；麦冬益胃润肺，养阴生津；桑寄生、杜仲、山茱萸补益肝肾；巴戟天补肾助阳，祛风除湿；肉苁蓉补肾助阳，润肠通便；桂枝温经通阳；党参补中益气，生津养血。

【用法】水煎服，每日 1 剂。

方二 益心健脑汤（周次清）

【出处】《中国名医名方》

【组成】黄芪 30～60 克，葛根 15～30 克，桑寄生 15～30 克，丹参 20～40 克，生山楂 9～15 克，川芎 6～9 克。

【功用】益气活血。

【主治】高血压，气虚血瘀证。

【方解】黄芪补心肺之气；葛根升脾胃之气；桑寄生益肾气；丹参活心血；生山楂消中积；川芎行肝血。诸药合伍，益诸脏之气，活一身之血，使气旺血活，心脉得通，脑以得养，从而达到益心健脑之功能。

【用法】水煎服，每日 1 剂，分 2～3 次温服。

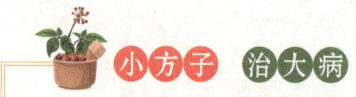

方三 双降汤

【出处】《中国名医名方》

【组成】黄精20克，何首乌20克，山楂15克，菊花10克，决明子15克，丹参5克，桑寄生20克，豨莶草15克，泽泻20克。

【功用】补益肝肾，活血泄浊。

【主治】高血压、高脂血症，肝肾阴虚、痰浊阻滞证。

【方解】方用何首乌、黄精、桑寄生补肝肾固精气；配泽泻、豨莶草清利下焦湿浊；决明子、菊花平肝潜阳，平降冲逆；山楂健脾渗湿，消食导滞；更用丹参活血，与山楂相伍行气解郁活血，斡旋阴阳。诸药相伍，补中有行，补而不腻，固而不涩，行而不散，共奏补益肝肾，行滞通脉，泻浊洁腑，降脂降压之功效。

【用法】水煎服，每日1剂。

方四 天麻钩藤饮

【出处】《杂病证治新义》

【组成】天麻9克，钩藤（后下）12克，石决明（先煎）18克，栀子、黄芩各9克，川牛膝12克，杜仲、益母草、桑寄生、首乌藤、朱茯神各9克。

【功用】平肝潜阳，滋养肝肾。

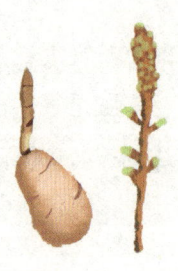

【主治】高血压，属肝阳上亢者。症见眩晕耳鸣，头痛且胀，遇劳、恼怒加重，肢麻震颤，失眠多梦，腰膝酸软，或颜面潮红，舌红，苔黄，脉弦细数。

【方解】方中天麻、钩藤平肝息风；石决明平肝潜阳，清热明目，与天麻、钩藤合用，加强平肝息风之力；川牛膝引血下行；栀子、黄芩清热泻火，使肝经之热不致上扰；益母草活血利水；杜仲、桑寄生补益肝肾；首乌藤、朱茯神安神定志。

【用法】水煎服。

方五

【出处】《健康指导》

【组成】芹菜，大蒜，食盐，醋，芝麻油，味精。

【功用】舒张血管，改善血管内皮功能。

【主治】治疗高血压。

【用法】将洗净芹菜 31～62 克切成细丝，再将两瓣新鲜大蒜切碎，加入少量食盐及醋，以微咸微酸为度，再放入芝麻油 2 毫升、味精少许，拌匀后即可食用。

08 高脂血症

　　由于脂肪代谢或运转异常使血浆中一种或多种脂质高于正常称为高脂血症，表现为高胆固醇血症、高甘油三酯血症或两者兼有。脂质不溶或微溶于水，必须与蛋白质结合以脂蛋白形式存在，因此高脂血症常为高脂蛋白血症的反映。临床上分为 2 类：①原发性，属遗传性脂代谢紊乱疾病；②继发性，常见于控制不良的糖尿病、饮酒、甲状腺功能减退症、肾病综合征、透析、肾移植、胆道阻塞、口服避孕药等。长期高脂血症易导致动脉硬化加速，尤其是引发和加剧冠心病及

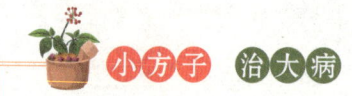

脑血管疾病等。

高脂血症属中医的"痰证""肥胖""瘀血"等范畴。中医学认为本病为饮食偏嗜，脾胃失调；情志内伤，肝胆不利；年老体衰，肾元亏虚；生活安逸，多静少动；等等。最终导致膏脂停聚，痰浊瘀血内盛。其病机总属正虚邪实之证。正虚即脏腑气血虚衰，其重点在肝、脾、肾；邪实主要为痰浊、湿浊和瘀血。因此，治疗上多以扶正与祛邪并用。通过扶正，调整脏腑气血功能，以祛除过多的膏脂。

方一　清利湿热方（郭士魁）

【出处】《名义方证真传》

【组成】葛根 20 克，川芎 12 克，菊花 15 克，生地黄 15 克，丹参 12 克，泽泻 15 克，决明子 20 克，陈皮 10 克，茯苓 10 克，忍冬藤 20 克，全栝楼 30 克。

【功用】清利湿热。

【主治】高脂血症，属湿热内蕴，浊气上扰者。

【方解】方用葛根、菊花、决明子清热；茯苓、泽泻利湿；配合全栝楼、陈皮、忍冬藤，导湿浊下行；丹参、川芎与生地黄合用，行气活血助泻热之功。

【用法】水煎服。

方二　通冠降脂汤（李辅仁）

【出处】《名义方证真传》

【组成】生黄芪 20 克，黄精 10 克，丹参 20 克，炒白术 15 克，生何首乌 15 克，生山楂 15 克，荷叶 5 克，泽泻 15 克，枸杞子 10 克，川芎 10 克，红花 5 克，决明子 30 克。

【功用】益气通脉，活血化瘀。

【主治】高脂血症、冠心病。症见胸闷、气短、腹胀、心烦、四肢作胀、腰腿酸痛等。

【方解】方以生黄芪、枸杞子、丹参、川芎、红花益气补肾，活血化瘀；生何首乌、决明子、泽泻、荷叶、生山楂、炒白术健脾降脂。全方能使血脉通畅，脾气健运，肾气充足，达到标本同治的疗效。

【用法】水煎服。

方三　降脂通脉饮（邵念方）

【出处】《中华名医名方薪传·心血管病》

【组成】制何首乌、金樱子、决明子、生薏苡仁各 30 克，茵陈、泽泻各 24 克，生山楂 18 克，柴胡、郁金各 12 克，酒军 6 克。

【功用】滋阴降火，通脉泄浊。

【主治】高脂血症、冠心病，属肝肾阴虚，痰瘀阻络者。症见胸痛心悸、头痛、不寐、多梦、纳少、便秘溲赤。舌红，苔白，脉弦细等。

【方解】方中用制何首乌、金樱子补肝肾固精气；泽泻、茵陈清利下焦湿热；以决明子、酒军润肠通便，导滞泄浊；生薏苡仁、生山楂健脾渗湿，消食导滞；更用柴胡、郁金行气解郁活血，斡旋阴阳。全方补而不腻，固而不涩，行而不散，共奏滋阴降火，行滞通脉，泄浊洁腑，降低血脂之效。

【用法】每日 1 剂，用水 500 毫升文火煎至 250 毫升，分 2 次服，每 2 周为 1 个疗程。

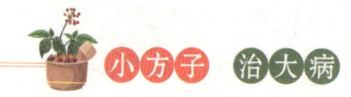

09 慢性肾小球肾炎

慢性肾小球肾炎简称慢性肾炎，本病为多因素导致的慢性、进行性肾损害。临床表现有水肿、高血压、贫血、蛋白尿、血尿及肾功能下降，至晚期，由于肾小球大部分被破坏导致肾功能衰竭。仅有少数慢性肾炎是由急性肾炎发展所致，绝大多数慢性肾炎的确切病因尚不清楚，起病即属慢性。起始因素多为免疫介导炎症。本病可发生于任何年龄，但以青中年为主，男性多见。

慢性肾小球肾炎属中医"水肿"（阴水）、"虚劳""腰痛"等范畴。病机主要是肺、脾、肾的虚损，气血、阴阳的失调。肺脾肾亏虚，气化不利，水湿内泛；久病入络，气滞血瘀；瘀血、水湿相互转化，互为因果，致病势缠绵，经久不愈。病变由虚致实，因实更虚，虚实夹杂。治疗上常应用益气、温阳、育阴、活血、健脾、益肾、固涩诸法，以利水消肿，固摄精微，扶正祛邪。

方一 资肾益气汤（盛国荣）

【**出处**】《中华当代名医妙方精华》

【**组成**】生晒参 10 克（药汤炖），黄芪 30 克，车前子 20 克，茯苓皮 30 克，杜仲 20 克，地骨皮 15 克，泽泻 15 克。

【**功用**】扶正祛邪，益气养阴。

【**主治**】慢性肾炎属气阴两虚者。

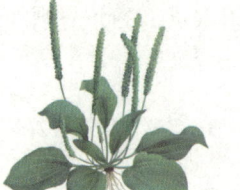

【**方解**】方用生晒参、黄芪补气益血；茯苓皮、车前子、泽泻渗湿利尿；杜仲补肝肾；地骨皮凉而不峻，气轻而清，去浮游之邪。本方补而不滞，利而不伐，气阴正常而邪自去。

【用法】水 400 毫升，先浸药 10 分钟，煎 20 分钟，去药渣，将汤炖生晒参 10 分钟，分 2 次服。

方二　益气化瘀补肾汤（朱良春）

【出处】《中华当代名医妙方精华》

【组成】生黄芪 30 克，淫羊藿 20 克，石苇 15 克，熟附子 10 克，川芎 10 克，红花 10 克，全当归 10 克，川续断 10 克，怀牛膝 10 克。

【功用】益气化瘀，温阳利水，补肾培本。

【主治】慢性肾炎日久，肾气亏虚，络脉瘀滞，气化不行，水湿潴留。肾功损害，缠绵不愈者。

【方解】方中生黄芪益气培本利水；淫羊藿补肾阳、祛风湿；熟附子补阳益火，温中焦，暖下元；石苇利尿通淋；川芎活血理气；红花活血、破瘀生新；当归补血活血，且有利尿之效；川续断、怀牛膝补益肝肾；益母草活血利水消肿。

【用法】本方须用益母草 90～120 克，煎汤代水煎药。

方三　健脾温运汤（邹云翔）

【出处】《中华当代名医妙方精华》

【组成】党参、山药、茯苓、薏苡仁、川椒、当归、白芍、神曲各 9 克，干姜、法半夏、陈皮各 6 克，鸡内金 3 克，大枣 5 枚。

【功用】健脾化湿，温中助运。

【主治】慢性肾炎。症见腰酸，神疲乏力，脘痛纳少，恶心欲吐，口多黏涎，苔白腻，脉细。

【方解】方中党参、山药、鸡内金、神曲健脾益气；茯苓、薏苡仁淡渗利湿；当归、白芍养血柔肝；川椒、干姜、法半夏、陈皮温中

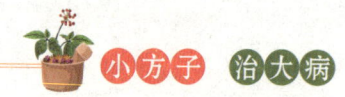

运脾，使脾胃功能健旺，水肿得消。

【用法】每日 1 剂，水煎分服。

方四 加减参苓白术散（邓铁涛）

【出处】《中华当代名医妙方精华》

【组成】党参、薏苡仁各 15 克，黄芪 20 克，茯苓皮 25 克，白术、山药、牛膝、猪苓、桂枝各 12 克，甘草 4 克。

【功用】健脾化湿利水。

【主治】慢性肾炎属脾虚湿阻证。症见面色㿠白，或面色萎黄不华，身重倦怠，胸闷纳呆，气短自汗，大便时溏，小便短少，舌边有齿印，苔白腻，脉缓弱。

【方解】方用黄芪、党参、山药健脾益气；茯苓皮、白术、猪苓、薏苡仁健脾渗湿消肿；甘草调中和胃；桂枝温阳化气；牛膝引水下行。群药相伍，能健脾化湿利水。

【用法】每日 1 剂，水煎 2 次混合后分 3 次服。

10 风湿性关节炎

风湿性关节炎是风湿热的临床表现之一，多见于青少年。风湿热是一种与A族乙型溶血性链球菌感染有关的自身免疫性疾病，病变主要累及心脏、关节、皮下组织。风湿性关节炎呈游走性，受累关节常为大关节，尤其是膝、踝、肘和腕关节。典型表现为红、肿、热、痛、压痛和活动受限。炎症消退后，关节功能完全恢复而很少出现关节畸形。

本病属中医"痹证"范畴，系由先天不足或后天失养，致正气不足，卫外不固，风、寒、湿、热外邪侵袭人体，或壅滞于经，或郁塞于络，气血凝滞，脉络痹阻而成。治疗以祛邪为主，兼以扶正。

方一　清热宣痹汤（张沛虬）

【出处】《名医名方录　第四辑》

【组成】生石膏 30 克，知母 10 克，生甘草 5 克，桂枝 10 克，防己 15 克，忍冬藤 30 克，天花粉 30 克，威灵仙 30 克，豨莶草 15 克，黄柏 12 克。

【功用】清热通络，宣痹胜湿。

【主治】风湿性关节炎急性期（热痹），症见高热，关节肿痛，口渴，苔白腻或黄腻。

【方解】本方由仲景白虎加桂枝汤化裁而成。方中生石膏、知母清泄肌热；忍冬藤、豨莶草、威灵仙、防己、黄柏清热宣痹，舒筋通络；桂枝辛温，在大队寒药中，能增强该方祛风湿通经络的效果；天花粉、生甘草清热生津，调和诸药。诸药相伍，共奏清热通络、宣痹胜湿之功。

【用法】上药中先煎石膏，约半小时后，将其余药物一起兑入，再煎半小时取服，每剂煎 2 次，日服 1 剂，分 2 次温服。如病情严重，可日服 2 剂，分 4 次服用。

方二　五桑四藤防己汤（魏长春）

【出处】《名医方证真传》

【组成】桑叶 10 克，桑白皮 10 克，桑枝 15 克，桑葚 12 克，桑寄生 10 克，钩藤 10 克，鸡血藤 15 克，忍冬藤 15 克，天仙藤 15 克，防己 10 克。

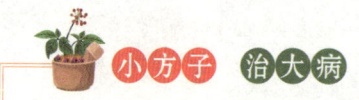

【功用】清热除湿，舒筋活络。

【主治】本方适用于风湿性关节炎，属阴虚血热或久服辛燥走窜之品致阴液亏虚者。症见风湿性痹痛，骨节酸楚，舌苔白滑，脉弦细。

【方解】本方以五桑为主，四藤及防己为辅。方中桑寄生补肾健腰；桑葚补肝肾、养气血；桑枝祛风湿、利关节；桑白皮清热利湿；桑叶疏风散热；鸡血藤活血养血，通痹止痛；忍冬藤清热祛风；钩藤平肝息风舒筋；天仙藤疏通气血、利湿蠲痹；防己治关节肿痛。10味合用，具挟正达邪，驱除风湿，舒筋活络，调和气血之功。

【用法】每日1剂，水煎分服。

方三 独活寄生汤

【出处】《中华中西医学杂志》

【组成】独活15克，桑寄生40克，秦艽15克，防风15克，细辛3克（后下），川芎15克，当归15克，熟地黄20克，白芍40克，桂枝20克，茯苓15克，杜仲15克，川牛膝20克，党参20克，甘草10克。

【功用】祛风除湿，散寒止痛，扶正祛邪。

【主治】慢性风湿性关节炎，表现为肌肉、关节酸痛、麻木、重着、屈伸不利，每遇潮湿或气候变化疼痛加重，舌质淡红，苔薄白，脉弦。

【方解】方中独活长于祛下焦风寒湿邪，蠲痹止痛，为君药；防风、秦艽祛风散湿，桂枝温经散寒，通利血脉，细辛祛寒止痛为臣药；佐以桑寄生、川牛膝、杜仲补益肝肾，强壮筋骨；当归、白芍、熟地黄、川芎养血活血；党参、茯苓、甘草补气健脾，扶助正气均为佐药；甘草调和诸药，又为使药。本方特点以祛风散寒除湿为主，辅以补肝肾、益气血之品。攻补兼顾，祛邪扶正，扶正不碍邪。

【用法】水煎早晚温服，疗程 15～30 日。

11　病毒性肝炎

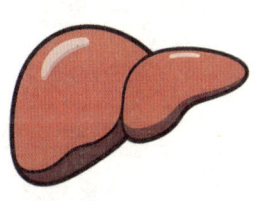

病毒性肝炎是由肝炎病毒引起的急性传染病，目前可分为甲、乙、丙、丁、戊五型，传染性较强，传播途径复杂，发病率较高，乙、丙、丁三型易演变成慢性，或发展为肝硬化并有发生肝细胞癌的可能。

病毒性肝炎属于中医"黄疸""胁痛""郁证""癥积聚"等范畴。中医学认为本病多因脾湿内郁复感湿热疫邪所致。多因平素饮食不节，过食油腻或嗜好饮酒，损伤脾胃，以致脾胃运化功能失常，湿浊内生，郁而化热；加上外感湿热痰邪，蕴结脾胃，内外合邪，上而宣散不畅，下而利泄不及，湿热交阻，脾湿肝郁而发病。

方一　茵陈散

【出处】《单验方选》

【组成】茵陈 120 克，鸡蛋 2 个，苞谷面 30 克。

【功用】利胆消炎，健脾开胃。

【主治】急性黄疸型肝炎。

【方解】茵陈清热利湿，利胆消炎；苞谷面、鸡蛋健脾开胃。

【用法】每次用 15 克茵陈，合鸡蛋、苞谷面蒸熟吃。

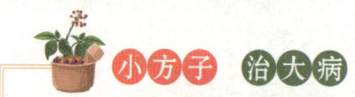
方二 麻连汤

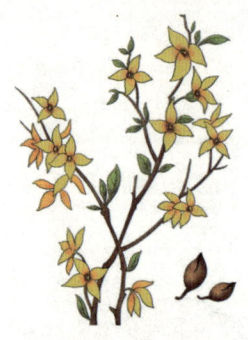

【出处】《黑龙江中医药》

【组成】净麻黄5克，连翘、杏仁各6克，赤小豆30克，桑皮、甘草各6克，茵陈15克，鲜生姜3片，大枣6枚。

【功用】健脾和胃，清热利湿。

【主治】急性黄疸型肝炎。

【方解】麻黄、连翘、杏仁、赤小豆、桑皮宣肺利湿，茵陈清热利湿退黄，鲜生姜、大枣、甘草益气健脾，共收健脾和胃，清热利湿之功。

【用法】水煎服，每日1剂。

方三 苦白汤（关幼波教授验方）

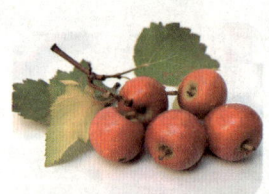

【出处】《江西中医药》

【组成】苦参12克，炒苍术、炒白术各9克，白芍12克，木香9克，制香附9克，茵陈15克，当归12克，山楂15克，佛手9克，泽兰9克，生牡蛎15克，王不留行12克。

【功用】疏肝活血，健脾和胃。

【主治】慢性肝炎，证属肝滞血瘀，脾失健运型。

【方解】木香、制香附、茵陈、佛手、山楂疏肝和胃；苦参、炒苍术、炒白术祛湿；当归、白芍、泽兰、生牡蛎、王不留行活血化瘀。诸药合用，共收疏肝活血，健脾和胃之功。

【用法】水煎服，每日1剂。

方四　柴苓汤（步玉如验方）

【出处】《江西中医药》

【组成】柴胡 9 克，黄芩 12 克，白芍 9 克，三棱 9 克，甘草 9 克，鳖甲 15 克，丹参 18 克，佛手 9 克，郁金 9 克，法半夏 9 克，太子参 9 克，生姜 3 片。

【功用】疏肝清热，益气活血。

【主治】慢性肝炎，转氨酶长期不降者。

【方解】方中以柴胡、佛手、法半夏、郁金行气疏肝；黄芩清热；三棱、丹参、白芍活血养血；太子参益气养阴。诸药合用，共收疏肝清热，益气活血之功。

【用法】水煎服，每日 1 剂。

12　痢疾

痢疾是指以腹部疼痛、里急后重、下赤白脓血便为主症的肠道传染性疾病，多发于夏秋季节，冬春两季也可见到。现代医学认为本病是由痢疾志贺菌所引起的急性肠道传染病，称为细菌性痢疾，简称菌痢。主要通过患者或带菌者的粪便污染水、食物和手传播，苍蝇来去于粪便、饮食之间，对散播菌痢也起着重要作用。

中医学认为本病的发生主要由于感受夏秋季节湿热之邪，湿热侵入肠胃，或饮食生冷不洁之物，积滞肠中，或脾胃素虚，大肠功能虚弱，使得风寒暑湿之邪乘虚而入，以上因素作用于肠间使大肠功能受损，传导功能失常，从而出现一系列消化道症状。

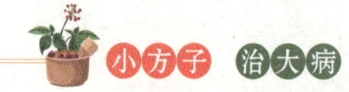

方一 单味夏枯草

【出处】《浙江中医杂志》

【组成】夏枯草60克。

【功用】清热利湿，消炎杀菌。

【主治】痢疾。

【方解】本方以大剂量夏枯草清热利湿，消炎杀菌止痢。

【用法】水煎服，每日1剂，分4次口服，7日为1个疗程。

方二 马鞭龙芽草饮

【出处】《浙江中医杂志》

【组成】马鞭草、仙鹤草（龙芽草）各900克，海蚌含珠600克，大蒜120克。

【功用】清热利湿，解毒杀菌。

【主治】痢疾。

【方解】本方以马鞭草、仙鹤草清热利湿，海蚌含珠、大蒜解毒杀菌，共奏止痢之功。

【用法】将上药洗净，置锅内，加水10 000毫升，煎至600毫升，去滓，浓缩至4 400毫升，酌加食糖适量调味。

方三 全苍耳液

【出处】《河南中医》

【组成】全苍耳（鲜品，根叶茎俱全）20~30克，白糖10克。

【功用】清热解毒，活血消炎。

【主治】细菌性痢疾。

【方解】本方用大剂量苍耳液清热解毒，活血消炎，以奏止痢之功。

【用法】水煎服，每日 1 剂，分 3 次服。

13　糖尿病

糖尿病是多种原因引起的糖、脂肪代谢紊乱所致多系统、多脏器功能损害的综合征，为常见的终身性疾病。糖尿病属中医学中"消渴"范畴。近年来发现，降糖类西药能促进心、脑血管并发症的发生。因此中医中药治疗本病，具有广阔的前景。

方一　消渴方

【出处】《广西中医药》

【组成】茯苓 10 克，天花粉 12 克，苍术 9 克，玄参 9 克，三颗针 5 克，萆薢 10 克，党参 10 克，熟地黄 10 克，石斛 9 克，蛇床子 5 克，覆盆子 10 克，山药 12 克，生石膏 100 克。

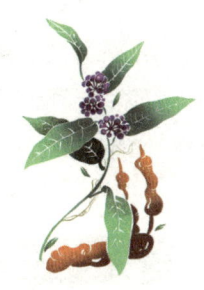

【功用】益气养阴，清热祛湿。

【主治】糖尿病。

【方解】茯苓、党参、山药、熟地黄、覆盆子补肾健脾；天花粉、石斛、玄参、生石膏养阴润燥；苍术、三颗针、萆薢、蛇床子清热燥湿，利尿通淋。全方补中寓清，尤适用于阴虚兼有热象者。

【用法】水煎服，每日 1 剂。

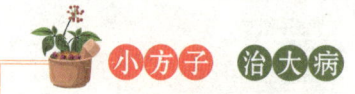

方二 三消汤

【出处】《湖南中医杂志》

【组成】花粉、葛根、生地黄、玄参、丹参、山药各15~30克，生石膏、黄芪各15~50克，苍术、黄柏、知母、泽泻、麦冬、五味子各10~20克。

【功用】清热养阴，三消并治。

【主治】糖尿病。

【方解】方名为"三消汤"，顾名思义，上、中、下三消同治，玄参、生石膏、五味子偏上消；花粉，葛根、麦冬、苍术偏中消；黄柏、知母、泽泻、生地黄、山药、黄芪、丹参偏下消，三消中又偏重于下消，为消渴病常用方剂。

【用法】每日1剂，水煎2次，分3次饭前1小时服，15日为1个疗程，一般2~6个疗程即可控制病情，继续巩固1~2个疗程，采用2~3日服1剂的方法递减，逐渐停药。

【加减】气阴两虚型重用黄芪、山药，酌加黄精、太子参、人参；血糖下降缓慢重用苍术、玄参，加黄连、玉竹、乌梅；轻度酮症可加黄芩、黄连。

方三 润燥活血汤

【出处】《辽宁中医杂志》

【组成】玄参，麦冬，生地黄，赤芍，牡丹皮，黄芪，山药，桃仁，红花，柴胡。

【功用】润燥活血，益气。

【主治】糖尿病中、晚期。

【方解】玄参、麦冬、生地黄养阴润燥；赤芍、牡丹皮、黄芪、山药、桃仁、红花益气活血；柴胡条达气机。全方以润燥活血为主，因气为血之帅，气行则血行，故方中又加入一味柴胡以助血行。

【用法】水煎服，每日 1 剂。

【按语】原方无用量。

方四　降糖明目方

【出处】《河南中医》

【组成】女贞子，旱莲草，茜草根，白茅根，大黄，三七粉，黄芪，山药，苍术。

【功用】益气补肾，凉血止血。

【主治】糖尿病合并眼底出血之出血期。

【方解】女贞子、旱莲草补益肝肾，清虚热，明目；茜草根、白茅根、大黄、三七粉凉血止血；黄芪、山药、苍术益气健脾燥湿。糖尿病合并眼底出血之出血期，当务之急为止血，故方中安排大量止血药，女贞子、旱莲草入肝、肾经，兼有引药入经的作用。

【用法】水煎服，每日 1 剂。

【按语】原方无用量。

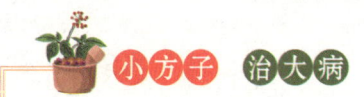

第3章　外科疾病

01　胆囊炎

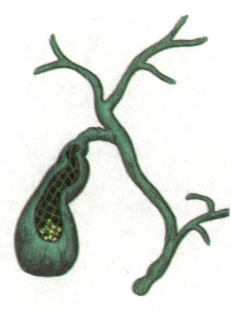　　胆囊炎可分为急性和慢性2种类型，常与胆石症合并存在，发病率较高。临床表现为右上腹剧痛或绞痛，多见于结石或寄生虫嵌顿梗阻胆囊颈部所致的急性胆囊炎，疼痛多突然剧烈发作。胆囊管非梗阻性急性胆囊炎时，右上腹疼痛一般不剧烈，多为持续性胀痛，随着炎症的进展，疼痛亦可加重，呈放射性，常见的放射部位是右肩部、右肩胛骨下角等处。

方一　利胆行气汤

【出处】《实用外科手册》

【组成】枳壳10克，香附10克，延胡索12克，广木香10克，郁金10克，柴胡10克，黄芩10克，白芍12克，大黄9克，半夏9克。

【功用】疏肝解郁，行气止痛。

【主治】胆囊炎。症见右上腹胀痛、隐痛，可向右肩背部放射，伴口苦、食欲减退，或恶心呕吐，无明显寒热及黄疸。

【用法】水煎服，每日 1 剂。

方二　大柴胡汤加减

【出处】《金匮要略》

【组成】柴胡、生姜各 12 克，黄芩、白芍、半夏、枳实各 9 克，大黄 6 克，大枣 10 克。

【功用】疏肝利胆，清热利湿。

【主治】胆囊炎。症见右上腹持续性胀痛、胸腹痞满，黄疸，恶寒发热，恶心呕吐，小便黄，大便结。

【方解】本方由小柴胡汤去人参、甘草，加大黄、枳实、白芍而成，是治少阳病不解，邪气初入阳明，微成腑实之方。故仍以和解少阳为主，轻泻热结为次。方中主药柴胡、黄芩和解少阳，祛半表半里之邪；辅以大黄、枳实内泻热结，行气消痞，除阳明微实；佐以白芍助柴胡、黄芩清肝胆之热，白芍伍大黄，解腹中实痛；半夏、生姜和胃止呕，使以大枣益气和中，伍白芍以防热邪入里伤阴，亦可缓和枳实、大黄泻下伤阴之弊；生姜、大枣调和营卫。诸药相伍，共奏和解少阳，内泻热结之功。

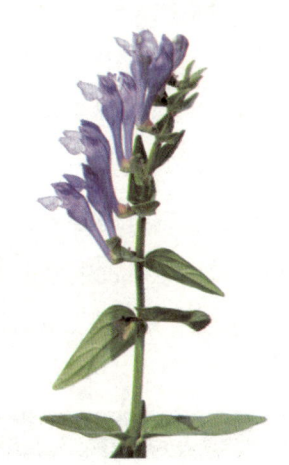

【用法】水煎服，每日 1 剂。

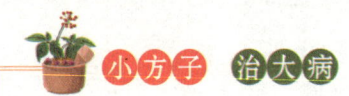
02 泌尿系结石

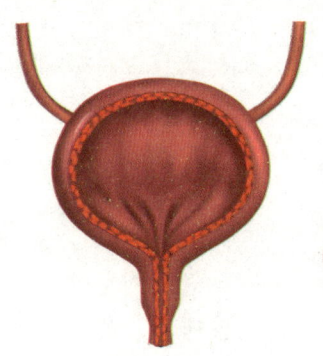

泌尿系结石属中医学的"石淋"，一般认为系湿热下注膀胱，膀胱气化不利，日久湿热煎熬蕴结成石，治疗多以清利湿热、通淋排石为主。

方一 八正散

【出处】《太平惠民和剂局方》

【组成】车前子、瞿麦、萹蓄、滑石、栀子、甘草梢、木通、制大黄各9克，灯芯草2克。

【功用】清热利湿，通淋排石。

【主治】肾结石、输尿管结石、膀胱结石属湿热蕴结型。

【方解】本方病机乃湿热下注膀胱。故治宜清热泻火，利水通淋。方中以车前子、瞿麦、萹蓄、木通、滑石为主药，以利水通淋，清利湿热；辅以栀子清利三焦湿热，制大黄泻热降火，灯芯草导热下行，甘草梢调和诸药，止痉中作痛。其中木通、灯芯草、栀子、制大黄、车前子具有泻心火、利小便，使湿热从二便分消之效；故此方亦治心经邪热之口舌生疮，咽喉肿痛，烦躁不宁之症。

【用法】水煎服，每日1剂。

方二 沉香散合五淋散加减

【组成】茯苓15克，猪苓10克，泽泻10克，白术10克，桂枝5克，沉香3克，金钱草30克，川牛膝10克，赤芍15克，桃仁10克，鱼脑石30克。

【功用】行气活血，散结通淋。

【主治】肾结石、输尿管结石、膀胱结石属气滞血瘀型。

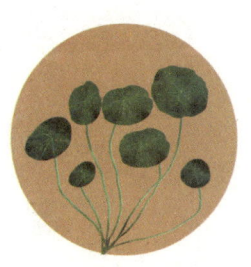

【方解】茯苓、猪苓、泽泻利水通淋；赤芍凉血活血。集清利于一方，标本兼顾，扶正与祛邪并用，为其配伍特点。

【用法】水煎服，每日1剂。

方三 三金汤

【出处】上海中医学院《方剂学》

【组成】金钱草30克，海金沙15克，石苇、瞿麦、冬葵子各9克，鸡内金6克。

【功用】清热通淋，利尿排石。

【主治】治石淋，小便淋痛，尿血，尿中有砂石，腰痛。

【方解】方中主药金钱草，利尿通淋排石；辅以石苇、瞿麦、冬葵子、海金沙清热利水，促使结石从尿中排出。全方配伍特点：以利尿通淋排石为主，辅以清热利水之品。临床应用：常用于治疗泌尿系结石。以本方去冬葵子，加滑石、车前草、牛膝、王不留行、琥珀为基础方治疗。若肾虚者，加续断、淫羊藿、胡桃肉；气虚者，加黄芪、党参；血虚者，加当归、黄精；腰痛者，加乌药，并配合跳跃活动。排出结石后，以知柏地黄丸、大菟丝子丸补肾方剂调理；亦可经常用金钱草、陈皮泡茶饮，以防复发。

【用法】水煎，每日1剂，饭前1小时分3次服。

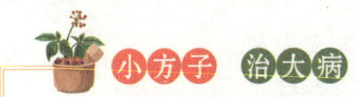

方四 排石冲剂

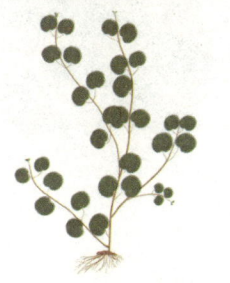

【出处】《江苏省药品标准》

【组成】连钱草、关木通、冬葵子、石苇、车前子、瞿麦、滑石、徐长卿、忍冬藤、甘草各适量。

【功用】利尿，通淋，排石。

【主治】治下焦湿热所致肾结石、输尿管结石、膀胱结石等泌尿系结石症，症见尿出困难，茎中痛引小腹。

【方解】方中连钱草清热利尿，通淋排石；瞿麦、石苇、车前子、关木通、滑石、冬葵子清热利尿通淋；忍冬藤、徐长卿清热解毒；甘草利尿引邪外出。诸药合用，除下焦湿热，利石淋、热淋。

【用法】冲剂，每袋 10 克。用量用法：口服，每次 1 袋，每日 3 次，开水冲服。使用注意：服药期间，多做体位运动，以利加速结石排出。坚持用药，宜多饮水。孕妇慎用。

03 疝气

疝气是人体内某个脏器或组织离开其解剖位置，通过先天或后天形成的薄弱点、孔隙或缺损而进入另一部位。常见的疝气有腹股沟直疝或斜疝、脐疝、切口疝、手术复发疝、股疝等。

方一 导气汤

【组成】槟榔 10 克，当归 10 克，苍术 10 克，木香 6 克，枳壳 9

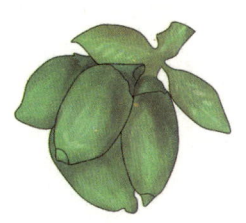

克，小茴香 5 克，橘核 10 克，荔枝核 12 克，
川楝子 10 克，路路通 10 克。

【功用】疏肝理气。

【主治】腹外疝属肝气郁滞型。

【用法】水煎服，每日 1 剂。

方二　天台乌药散

【出处】《医学发明》

【组成】天台乌药 18 克，木香、炒小茴香、青皮各 6 克，高良姜 9 克，川楝子 12 克，巴豆 10 克，槟榔 9 克。

【功用】温化寒湿，疏肝理气。

【主治】治寒凝肝脉，气机阻滞所致小肠疝气，症见少腹痛引睾丸，喜暖畏寒，舌淡，苔白，脉沉迟或弦。

【方解】方中主药天台乌药行气疏肝，散寒止痛；辅以小茴香暖肝散寒，高良姜散寒止痛，青皮疏肝调气，木香行气止痛；佐以槟榔直达下焦，行气化滞而破坚；川楝子与巴豆同炒，去巴豆而用川楝子，既减川楝子之寒，又增行气散结之功。诸药合用，共奏解寒凝，疏气滞，调肝络，止疝痛之功。

【用法】水煎服，每日 1 剂。

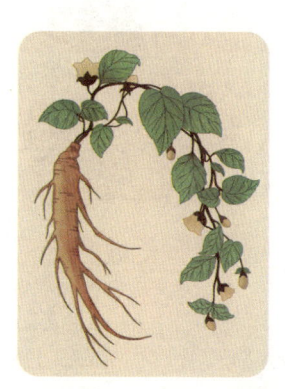

方三　补中益气汤

【出处】《脾胃论》

【组成】黄芪 15 克，党参 12 克，白术、当归各 10 克，陈皮、炙甘草各 6 克，升麻、柴胡各 3 克。

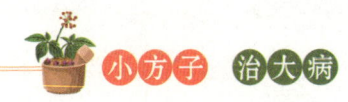

【功用】补中益气。

【主治】腹外疝属气虚下陷型。

【方解】方中主药黄芪补中益气，升阳固表；辅以党参、白术、炙甘草益气健脾；佐以陈皮理气和胃，当归补血活血，取其补而不滞，气血相生；使以升麻、柴胡升清举陷。诸药合用，共奏补中益气，升阳举陷之功。

【用法】水煎服，每日 1 剂。

方四 暖肝煎

【出处】《景岳全书》

【组成】当归、枸杞子各 9 克，乌药、小茴香、茯苓、生姜各 6 克，沉香、肉桂各 3 克。

【功用】温补肝肾，行气逐瘀。

【主治】腹外疝，肝肾阴寒所致少腹冷痛，疝气痛，下元虚冷，四肢冷，舌淡，苔白，脉沉迟。

【方解】方中主药肉桂大热，暖肝温肾，散寒止痛；小茴香暖肝散寒，行气止痛；辅以当归补肝养血，枸杞子补养肝肾，乌药、沉香行气散寒止痛；佐以茯苓渗湿健脾，生姜温散寒凝。诸药合用，温补肝肾以治其本，行气散寒以治其标，以温下元，散寒凝，畅气机，睾丸、少腹冷痛自愈。

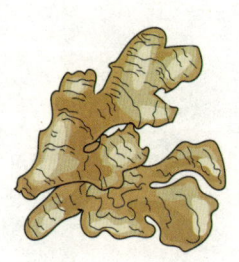

【用法】水煎服，每日 1 剂。

04 血栓闭塞性脉管炎

血栓闭塞性脉管炎是周围动脉的慢性、持续进展性炎症病变，主要发生在下肢，以青壮年男性为多。其特点是初起患指（趾）怕冷，紫暗，剧痛，继则可变黑褐色，肢节脱落，属中医"脱疽"范畴，多由寒、湿、热、瘀诸邪阻滞于经络所致。

方一 阳和汤

【出处】《外科证治全生集》

【组成】熟地黄 10 克，白芥子 10 克，鹿角胶 10 克，肉桂 6 克，姜炭 10 克，麻黄 6 克，牛膝 30 克，鸡血藤 15 克，甘草 6 克。

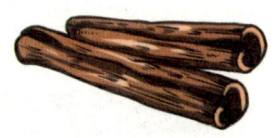

【功用】温经散寒，活血通络。

【主治】血栓闭塞性脉管炎属阳虚寒凝型。

【方解】重用熟地黄，以温补营血；鹿角胶填精补髓，强壮筋骨，助熟地黄以养血；姜炭、肉桂温中有通，以温通经脉，解散寒凝痰滞；麻黄开腠理以达表；白芥子祛皮里膜外之痰，与温补药同用，则补而不腻，通而不散；甘草有化毒之功。本方配伍特点，为温补营血不足，解散阴凝寒痰，使破阴回阳，消寒化痰。

【用法】水煎服，每日 1 剂。

方二 血府逐瘀汤

【出处】《医林改错》

【组成】桃仁 10 克，红花 6 克，当归 10 克，生地黄 15 克，川

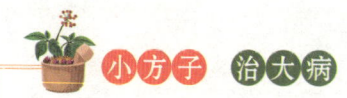

芎 10 克，赤芍 10 克，牛膝 30 克，桔梗 10 克，柴胡 10 克，枳壳 10 克，甘草 6 克，延胡索 10 克，五灵脂 10 克，地龙 10 克，土鳖虫 6 克。

【功用】活血化瘀，扶正解毒。

【主治】血栓闭塞性脉管炎血瘀阻络型。

【方解】主药当归、川芎、赤芍、桃仁、红花活血祛瘀，以祛除胸中瘀血；辅药桔梗、柴胡、枳壳通畅胸中气滞，气行则血行；佐以生地黄清血分瘀热，牛膝通血脉，引瘀血下行；使以甘草调和诸药，缓急止痛。全方配伍特点：行血分瘀滞，解气分郁结，活血不耗血，祛瘀能生新。

【用法】水煎服，每日 1 剂。

方三 四妙勇安汤

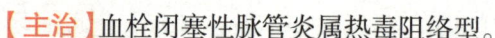

【出处】《验方新编》

【组成】玄参 10 克，金银花 15 克，当归 10 克，甘草 4 克，栀子 10 克，黄芩 10 克，牡丹皮 10 克，生地黄 10 克，板蓝根 15 克，蒲公英 10 克，紫花地丁 10 克。

【功用】清热解毒，活血养阴。

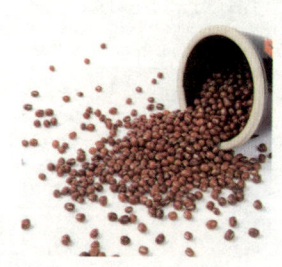

【主治】血栓闭塞性脉管炎属热毒阻络型。

【方解】方中主药金银花以清热解毒为主；辅以玄参泻火解毒；佐以当归活血散瘀；使以甘草伍金银花加强清热解毒作用。本方具有量大力专的特点。

【用法】水煎服，每日 1 剂。

方四　八珍汤

【出处】《正体类要》

【组成】人参 12 克，白术 10 克，黄芪 15 克，当归 10 克，茯苓 15 克，川芎 10 克，白芍 10 克，熟地黄 10 克，银花 12 克，玄参 10 克，炙甘草 10 克。

【功用】补益气血，调和营卫。

【主治】血栓闭塞性脉管炎属气血两虚型。

【方解】方中主药人参、熟地黄益气养血；辅以白术、茯苓健脾渗湿，当归、白芍养血和营；佐以川芎活血行气，使补而不滞；使以炙甘草益气和中，调和诸药，共奏气血双补之功效。其具有益气健脾与补血调血并用，补中有通，补而不滞的配伍特点。

【用法】水煎服，每日 1 剂。

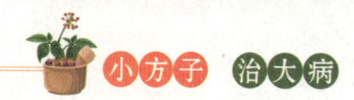

第4章 儿科疾病

01 小儿消化不良

小儿消化不良为儿科多发病。临床上以腹泻、不消化便、食欲减退、腹胀、腹痛、伴有恶心、呕吐、粪便镜检可见大量脂肪球为特征，若治疗不得当，可迁延不愈，影响小儿生长发育，易演变成营养不良、佝偻病、贫血等慢性疾病。

方一

【出处】《中国民间疗法》

【组成】葱白1根，生姜15克。

【功用】通阳散结。

【主治】小儿消化不良。

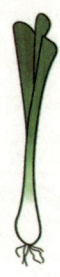

【方解】葱白为百合科植物葱的鳞茎，性味辛温，有发表散寒，通阳散结之功；生姜性味辛温，能发汗解表，祛风散寒。

【用法】共捣碎后加入茴香粉9克，混匀后炒热（以皮肤能忍受为度），用纱布包好敷于脐部。每日1～2次直到治愈。

方二 升清降浊汤

【出处】《中国中医药信息杂志》

【组成】苍术 10 克，白术 10 克，炒薏苡仁 10 克，茯苓 10 克，藿香 8 克，葛根 8 克，荷叶 6 克，陈皮 8 克，扁豆 8 克，白豆蔻 8 克，神曲 6 克。

【功用】健脾和胃止泻。

【主治】小儿消化不良性腹泻。

【方解】方中苍术、白术、炒薏苡仁、茯苓、藿香、葛根、荷叶运脾化湿，升清止泻；陈皮、扁豆、白豆蔻和胃降浊；神曲助消化。全方配伍，切合"脾升清，胃降浊"。

【用法】每日 1 剂，水煎分 3 次服。

方三 大承气汤加减

【出处】《中国中医急症》

【组成】大黄 8 克（后下），芒硝 8 克，枳实 10 克，厚朴 8 克。症状消除后以扁豆、山药、薏苡仁、法半夏、茯苓、白术健脾和胃。

【功用】荡涤肠胃。

【主治】小儿消化不良。

【方解】方中大黄苦寒，既能挫其热势，又可泻下通便；芒硝性寒软坚润燥，助大黄泻热荡积、推陈致新；佐以枳实、厚朴行气放结，消食除满；茯苓、白术健脾和胃。如此腑通胃和，则病去体安。

【用法】每日 1 剂，水煎分 3 次服，5 日为 1 个疗程，共用 10 日。

方四 四磨汤口服液

【出处】《医学理论与实践》

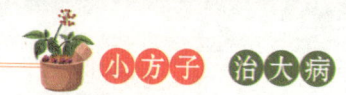
【组成】木香、枳壳、乌药、槟榔各适量。

【功用】消食导滞理气。

【主治】小儿消化不良。

【方解】木香、枳壳行气宽中；乌药行气止痛；槟榔消食行气，主消素食。

【用法】每次1支，每日3次，2周为1个疗程。

02 小儿口疮

小儿口疮是口舌黏膜上出现淡黄色或灰白色小溃疡，局部灼热疼痛，尤以实热证较为多见，常伴有发热、流涎、食欲缺乏、大便干结等症状。

方一 白及连冰粉

【出处】《新中医》

【组成】白及15克，黄连9克，冰片2克。

【功用】清热泻火，解毒敛疮。

【主治】小儿口疮属脾胃积热者。

【方解】黄连清热泻火，解毒疗疮；白及有收敛止血、消肿生肌之功；冰片能散热止痛、防腐消肿。全方合用，有清热解毒止痛、祛腐消肿之功效，用于小儿口疮证属心脾胃素有蕴热之实火者确有良效。

【用法】将上药碾成极细粉末，过130目筛后装瓶备用。令患者先用蒸馏水或淡盐水漱洗口腔后，取药粉约2克，分撒在口腔溃疡处，每日 1~2 次，5 日为 1 个疗程。

方二　导赤散加味

【出处】《江苏中医药》

【组成】生地黄 5~15 克，麦冬 5~12 克，木通 3~9 克，车前子 3~10 克（包），鲜竹叶 5~6 克，甘草梢 3~6 克。

【功用】清热泻火。

【主治】小儿口疮。

【方解】方中生地黄、麦冬清热凉血，养阴生津；木通、车前子、鲜竹叶上清心经之火，下清小肠之热而利水；甘草梢清热解毒，调和诸药。全方配伍，性味甘寒，清心养阴，利湿导热。此方有利水不伤阴、泻火不伐胃之功。

【用法】水煎频服，每日服 1 剂，重者可日夜各服 1 剂。

方三　加味葛根承气汤

【出处】《陕西中医》

【组成】葛根 10~30 克，大黄 5~15 克，芒硝 5~10 克，炙甘草 3~10 克。

【功用】清热泻火。

【主治】小儿口疮，伴口渴、便秘、舌红、脉弦滑者。

【方解】方中葛根甘凉，于清热之中又能鼓舞胃气上升，而有生津止渴之功；配以大黄、芒硝苦寒之品，苦能降，能使上炎之火下泄，具清热泻火、荡涤胃肠积滞的作用；炙甘草可以清热解毒又可调和药性。全方共奏清热泻火解毒之功。

【用法】水煎服。每日 1 剂。

方四 黄连升麻散

【出处】《千金要方》

【组成】升麻 45 克，黄连 23 克。

【功用】清热解毒。

【主治】口疮伴口气热臭者。

【方解】方中升麻甘寒，清热解毒，尤善清解阳明热毒；黄连泻火解毒，尤擅清心经实火，并可疗疮毒。

【用法】上药为末。每次取 3～4 克含服或开水冲服，每日 3 次。

03 婴儿湿疹

婴儿湿疹是一种常见的急性或亚急性皮肤瘙痒性、炎症性疾病，属中医学胎毒、湿毒范畴，俗称奶癣，是婴儿常见的皮肤病。轻者皮肤局部红斑、丘疹、水疱，有分泌物渗出；重者以糜烂瘙痒为主反复发作，影响婴儿健康。

方一 艾叶外洗方

【出处】《中医·养生》

【组成】艾叶少许。

【功用】利湿止痒。

【主治】婴儿湿疹。

【方解】艾叶性味苦、辛、温，归肝、脾、肾经，有利湿止痒之功。

【用法】用 8～15 克艾叶加 1 千克水煮沸（水沸后即止），将药液用纱布滤除药渣后倾入浴盆，兑入适量清水，调整水温为38～42℃，为婴儿洗浴（艾叶用量视婴儿体重和洗澡用水量而定，原则上以洗澡水呈浅褐色为宜），浴后抱出拭干，脂溢型或湿润型湿疹的婴儿可用松花粉均匀涂布患处或皮肤褶皱较多的地方。松花粉（松科植物马尾松或同属植物的干燥花粉）是花粉制剂，具有祛风、收敛、祛湿的作用。一般每日洗1～2次，1～2周便会痊愈，而且不易复发。

【按语】皮肤上的痂皮会逐渐自行脱落，家长不要硬性揭下痂皮；不要用婴儿肥皂以及各种浴液和洗液给婴儿勤洗，否则会加重湿疹；严重难愈的湿疹婴儿可到中医门诊辨证用药。

方二

【出处】《河北中医》

【组成】龙胆草3克，紫草6克，连翘6克，马齿苋5克，生石膏10克，生地黄6克。

【功用】清热利湿，疏风止痒。

【主治】婴儿湿疹属湿热型。症见形体强壮，活泼好动，多食易饥，多怒，大便多干，小便多赤。

【方解】方中龙胆草大苦大寒，能上清肝胆实火，下泄肝胆湿热，泻火除湿，切中病机；生石膏辛甘大寒，清热泻火，尤善清胃经实热；紫草、连翘、马齿苋凉血解毒；诸药属苦寒燥湿伤阴之品，故用生地黄养阴，使祛邪而不伤正。

【用法】每日1剂，头2煎分2次温服，第3煎外洗或湿敷。

【加减】便干加重紫草、生地黄用量；皮疹以头面为主加蝉蜕、野菊花；下肢重加苦参、黄柏；渗出液多加土茯苓；痒甚加徐长卿、白鲜皮。

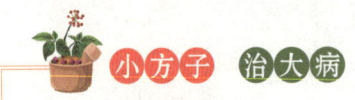

方三

【出处】《河北中医》

【组成】赤茯苓皮6克，白术6克，泽泻6克，茵陈4克，生地黄4克，竹叶4克，甘草3克。

【功用】健脾利湿。

【主治】婴儿湿疹属脾虚型。症见形体虚胖，性格较静，大便易溏，舌多胖，苔多腻。

【方解】泽泻、白术健脾温阳化气，利水渗湿，使水湿直达膀胱；赤茯苓皮之淡渗，增强利水渗湿之力；茵陈、竹叶、甘草利湿清热。

【用法】每日1剂，头2煎分2次温服，第3煎外洗或湿敷。

【加减】痒甚加白鲜皮、刺蒺藜。

方四

【出处】《河北中医》

【组成】黄芪9克，白芍6克，防风6克，甘草3克，当归9克，丹参9克，山药9克，白扁豆6克。

【功用】健脾润燥，益气养血。

【主治】婴儿湿疹属血燥型。症见形体偏弱，面色少华，食纳较少，少动懒言，哭声较低，大便多不成形，小便多清，舌淡，苔少或花剥。

【方解】山药、白扁豆、防风健脾润燥；黄芪、甘草益气；白芍、当归、丹参养血。诸药合用，则血脉调和，瘙痒自止。

【用法】每日1剂，头2煎分2次温服，第3煎外洗或湿敷。

【加减】痒甚加白鲜皮、苦参；烦急加佛手、青皮；皮疹反复不愈加赤芍、乌梢蛇。

04 疳积

疳积为儿科常见病，多发于断乳之后至 6 岁的小儿。临床表现各异，常以泄泻、浮肿、羸弱为主。本证主要证候，均具有长期形体消瘦，肌肉松弛，面色、皮肤色泽不华，毛发稀疏；有明显的脾胃症状，如大便不正常、厌食、异嗜症史和肚腹膨胀等现象；其他如精神异常，萎靡不振，烦躁不宁，脾气急躁，揉眉捋眼、咬牙嚼指等动作亦颇常见；严重患儿呈老人貌，骨瘦如柴。

方一　疳积散

【出处】《中华实用中西医杂志》

【组成】生栀子 18 克，朴硝 18 克，莪术 6 克，三棱 6 克，桃仁 6 克，红花 6 克，芫花 6 克，醋军 6 克，青皮 6 克，白术 6 克，山药 6 克。

【功用】行气活血，清热散结。

【主治】小儿疳积。

【方解】青皮、莪术、三棱行气散结；桃仁、红花、醋军活血化瘀；生栀子、朴硝清除积热；芫花清热散结；白术、山药健脾益胃。

【用法】上药为末，共 90 克。取本药加阿魏 13 克与黍米粥共捣为泥，敷小儿胃脘部，上至剑突，下至脐上两指，24 小时取下加黍米粥再捣如泥重敷，每剂连用 3～4 次，15 日为 1 个疗程。

方二　二陈汤加味

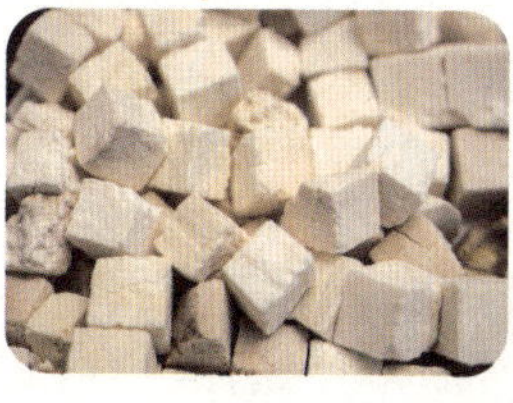

【出处】《实用中医药杂志》

【组成】制半夏、橘红各 9 克，白茯苓、

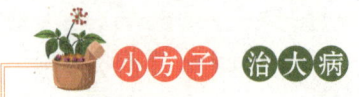

苍术各6克，炙甘草、制皂荚各3克，焦神曲10克，生山楂10克。

【功用】运化脾湿，降逆和胃。

【主治】小儿疳积。

【方解】制半夏、苍术、制皂荚燥湿运脾，降气和中，宣肺通利大肠，善消乳积、谷食所致之疳积，共为君药；橘红行气和中；焦神曲健胃消食导滞，辅助君药以达醒脾助运，和胃增纳之效；白茯苓健脾利湿为佐药；为防燥药之过燥劫阴之弊，故以食糖、炙甘草、生山楂为使，酸甘合化生阴，甘以补中，健脾益气，运化药力以消积。诸药合用，运脾和胃，升清降浊，缓中健运，消乳食积滞。

【用法】加适量水浸泡30分钟，煮沸后文火慢煎30分钟，趁热过滤药液，自然滴尽。二煎法同上。合并滤液浓缩至180毫升，加入15%的白砂糖，每日分3次服。

方三 保和汤

【出处】《郴州医学高等专科学校学报》

【组成】焦山楂6克，焦麦芽6克，焦神曲6克，制半夏3克，陈皮3克，莱菔子6克，连翘3克。

【功用】消食和胃，化湿散结。

【主治】小儿疳积。

【方解】焦山楂、焦神曲、焦麦芽消食和胃；制半夏、陈皮化湿和胃；莱菔子行气和胃，消积散结；连翘清热散结。

【用法】每日1剂，水煎服，每剂煎取药液至80~120毫升，每日口服5~6次，每次10~30毫升，3日为1个疗程。

05　水痘

　　水痘是由水痘病毒引起的急性传染病，1～4岁小儿多见，一年四季均有发生，但常见于冬春两季，传染性强。中医称"水花""水喜""水赤豆"等。

方一　银翘散

【出处】《实用中医儿科手册》

【组成】金银花10克，连翘10克，水牛角（先煎）30克，赤芍10克，牡丹皮10克，生石膏30克，知母6克，生地黄10克，薏苡仁10克，甘草3克。

【功用】清热凉血，解毒祛湿。

【主治】水痘邪热炽盛。

【方解】金银花、连翘清热解毒；赤芍、牡丹皮、水牛角清热凉血、活血祛瘀；生石膏、知母清热泻火；生地黄清热凉血，养阴生津；薏苡仁利水渗湿；甘草调和诸药。

【用法】水煎服，每日1剂。

方二

【出处】《实用中医儿科手册》

【组成】金银花10克，芦根30克，甘草3克。

【功用】清热解毒生津。

【主治】水痘。

【方解】金银花清热解毒；芦根清热泻火，生津止渴，除烦，止呕，利尿；甘草调和诸药。

【用法】水煎内服，每日1剂，连服3～4日。

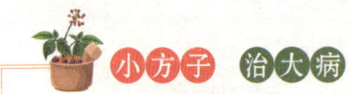

方三

【出处】《实用中医儿科手册》

【组成】野菊花 10 克，金银花 10 克，紫草 10 克，甘草 3 克。

【功用】清热解毒凉血。

【主治】水痘。

【方解】野菊花、金银花疏散风热，清热解毒；紫草清热凉血活血；甘草调和诸药。

【用法】水煎内服，每日 1 剂，连服 3 日。

方四

【出处】《实用中医儿科手册》

【组成】苦参 30 克，浮萍 15 克，芒硝 30 克。

【功用】清热燥湿，透疹止痒。

【主治】水痘。

【方解】苦参清热燥湿；浮萍发汗解表，透疹止痒，利尿消肿；芒硝清热消肿。

【用法】煎水外洗，每日 2 次。

06 小儿麻痹症

小儿麻痹症是小儿神经系统传染病，多见于夏秋季节，以弛缓性瘫痪为特征。主要由于脊髓灰质炎病毒混入饮食里经口传染，少数也可由呼吸道传染。1~5 岁以下儿童为多见。本病属于中医学"湿痹""痿证"范畴。症见突然发热（类似感冒）、烦躁、不安、多汗、全身疼痛，发热后肢体突然出现弛缓性瘫痪，多发生在下肢。

方一

【出处】《浙江中医杂志》

【组成】生草乌、干姜、桂枝、伸筋草、川芎、丹参、络石藤、鸡血藤各 6 克。

【功用】温经散寒，化瘀通络。

【主治】早期小儿麻痹症。

【方解】川芎、丹参、鸡血藤活血化瘀通络；桂枝温经通络；伸筋草、络石藤祛风通络；生草乌祛风通络；干姜温经散寒。

【用法】将上药煎汤，待稍温后加白酒 100 毫升浸浴患处，每日 1 次。

方二

【出处】《中草药外治验方选》

【组成】寻骨风根、威灵仙各 30 克，半边莲 240 克。

【功用】清热解毒，祛风通络。

【主治】小儿下肢麻痹症。

【方解】寻骨风根、威灵仙祛风湿，通经络；半边莲清热解毒，利水消肿。

【用法】将上药加清水 2 000 毫升，煎沸后，将上药液倒入杉木水桶内，并放一小木凳于桶中，嘱患儿脱去裤袜，坐于桶口，将足踏在小木凳上，并用厚毛巾将水桶口围起，勿使热气外散。趁热熏洗患处，至药水不烫时，取出木凳，将小儿患足浸入水中洗泡。每日早、中、晚各 1 次。

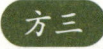

【出处】《常见病中草药外治疗法》

【组成】麻黄、杜仲、川乌、草乌、当归各9克，花椒6克，续断、党参各12克，黄芪30克。

【功用】益气活血，温经通络。

【主治】小儿麻痹症末期。

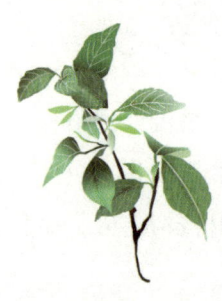

【方解】川乌、草乌祛风湿，温经通络；杜仲、续断祛风湿，强筋骨，补肝肾；麻黄发散骨肉内里风湿之邪；当归养血活血，通经络；花椒祛湿利水；党参、黄芪补气生肌。

【用法】将上药加清水适量水煎，过滤去渣，将药液倒入盆内，趁热先熏后洗患肢。每日1~2次。

07 腮腺炎

　　腮腺炎又称痄腮，是由腮腺炎病毒引起的急性呼吸道传染病。主要表现为发热，单侧或双侧耳下腮腺肿大，疼痛及压痛。小儿可并发脑膜脑炎，成人患者可并发睾丸炎，而并发卵巢炎者少见。

　　本病常见于儿童，尤以5~9岁小儿为多。全年均可发病，但以冬、春二季最多。发病以散发为主，亦可引起流行。腮腺炎的病情轻重差异较大，轻者仅见腮肿；重者可见高热、头痛、烦躁、口渴，或伴有呕吐等，但预后多较良好。个别病例可因瘟毒内陷而发生痉厥、昏迷。

腮腺炎为常见的病毒性传染病，对儿童健康危害较大，因此应做好预防工作。例如，在本病流行期间注射流行性腮腺炎减毒活疫苗，服用板蓝根煎剂等，均有一定预防效果。

方一

【组成】柴胡 3 克，升麻 3 克，连翘 5 克，薄荷 5 克，牛蒡子 5 克，僵蚕 5 克，板蓝根 9 克，马勃 3 克，黄芩 5 克，桔梗 5 克。

【功用】清热解毒，疏肝泄胆。

【主治】适用于腮腺炎腮腺肿大期。症见恶寒发热，头痛不适，纳呆或恶心呕吐，甚者抽风，经 1~2 日腮腺部焮热肿痛，先一侧继及另侧，咀嚼困难，同时热增、面红、口渴、尿赤，舌尖红，苔黄，脉滑数，指纹青紫。

【用法】水煎，分 3 次服，每日 1 剂。

【加减】表解里热者，去薄荷；热毒盛者，加夏枯草 5 克，龙胆草 5 克，蒲公英 9 克；呕吐者，加竹茹 4 克；腮腺肿甚者，加敷中成药如意金黄散；抽风者，加钩藤 6 克，蜈蚣 2 克；腹痛者，加槟榔 5 克，厚朴 5 克。

方二

【组成】夏枯草 6 克，玄参 5 克，全栝楼 5 克，浙贝母 4 克，牡蛎 10 克，大青叶 5 克，板蓝根 6 克，王不留行 4 克。

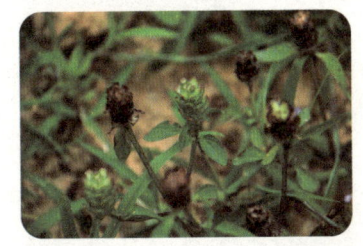

【功用】软坚散结，清解余热。

【主治】适用于腮腺炎腮肿大腺消散期。症见发热经 3~4 日开始下降，

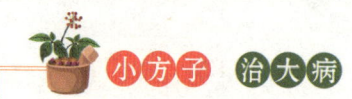

随之肿大的腮腺开始消散；但漫肿而硬，或睾丸肿痛者，舌苔黄而干，脉数。

【用法】水煎，分3次服，每日1剂。

【加减】腮腺漫肿而消迟者，加海藻5克，昆布5克；睾丸肿痛甚者，加龙胆草5克，荔枝核6克，川楝子6克。

第5章　五官科疾病

---

01 睑缘炎

睑缘炎是睑缘表面、睫毛毛囊及其腺体组织的亚急性或慢性炎症，是一种常见的慢性外眼病。按其临床特点可分为鳞屑性睑缘炎、溃疡性睑缘炎和眦部睑缘炎3种类型。

中医称睑缘炎为"睑弦赤烂"，以睑弦红赤、溃烂、刺痒（遇风尤甚）为主要表现，俗名"烂眼边""红眼边"。病变发生在眦部者，称"眦帷赤烂"，又名"眦赤烂"；婴幼儿患此病者，称"胎风赤烂"。本病常为双眼发病，病程长，病情顽固，时轻时重，缠绵难愈。

方一　苦参汤

【出处】《中医眼科临床实践》

【组成】苦参12克，五倍子、黄连、防风、荆芥穗、薏仁各9克，白矾、白菊花各9克。

【功用】清热渗湿，化腐生肌。

【主治】溃疡性睑缘炎。症见睑缘红赤糜烂，结痂，甚或出脓出血者。

【方解】方中以苦参、黄连泻其火，防风、荆芥穗、白菊花清其热，再以五倍子、薏仁、白矾利湿、止痒，共奏清热渗湿、化腐生肌

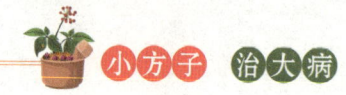

之功。

【用法】将上药加清水 600 毫升，煎沸 5 分钟，用纱布过滤，将药液倒入大碗内，待温时，用药棉蘸药水洗患眼部 15 分钟。每日洗 3 次，每剂可连洗 3 日。

方二 龙胆汤

【出处】《外治汇要》

【组成】龙胆草、滑石各 15 克，甘草 5 克，防风、细辛、川芎各 10 克。

【功用】祛风清热，燥湿化瘀。

【主治】湿热偏重型睑缘炎。症见睑弦红赤、溃烂、结痂，睫毛成束，痒痛并作，眵泪胶黏。

【方解】方中龙胆草泻肝胆实火；川芎引药上行；防风、细辛、滑石祛风收湿止痒；甘草调和诸药。

【用法】将上药加水 500 毫升，煮沸 15 分钟后去渣，待温外洗患部。每日洗 2~3 次，每剂用 1 日。

方三 银翘散

【出处】《温病条辨》

【组成】金银花 12 克，连翘 12 克，薄荷 6 克（后入），淡豆豉 9 克，荆芥穗 12 克，牛蒡子 12 克，桔梗 9 克，甘草 6 克，淡竹叶 12 克，芦根 12 克。

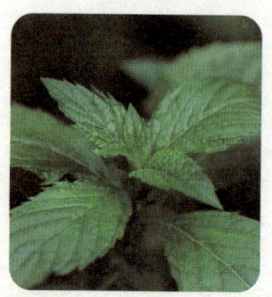

【功用】祛风止痒，清热凉血。

【主治】睑弦红赤干燥而起鳞屑者。

【方解】本方以薄荷、淡豆豉、荆芥穗、桔梗、牛蒡子疏风解表，金银花、连翘清热解毒，配淡竹叶、芦根、甘草以助清热。

【用法】水煎内服，每日 1 剂，每日 2 次。

02 溃疡性角膜炎

溃疡性角膜炎，又称化脓性角膜炎，是感染性致病因子由外侵入角膜上皮细胞层而发生的炎症。以眼碜涩疼痛或剧痛，畏光流泪，视物下降为主要表现。

该病属中医学"花翳内陷""凝脂翳"和"蟹睛"等范畴，是一种常见的外眼病。初起畏光，流泪，感到胀痛，生眵，视物不清，眼睑肿胀，或伴头痛，结膜红赤，角膜有点状或片状灰白色，渐则形成溃疡，甚则溃疡穿孔，虹膜脱出。

方一 加味修肝散

【出处】《银海精微》

【组成】栀子、薄荷、羌活、荆芥、防风、麻黄、大黄、连翘、黄芩、当归、赤芍、菊花、木贼、桑螵蛸、白蒺藜、川芎、甘草各 30 克。

【功用】疏风清热。

【主治】肺肝风热型花翳白陷。

【方解】方中羌活、荆芥、防风、麻黄、菊花、木贼、桑螵蛸、薄荷辛散风邪，明目退翳；栀子、黄芩、大黄、连翘清热泻火解毒；当归、赤芍、川芎活血行滞。

【用法】上药为末，每次 15 克，水煎，入酒温服。

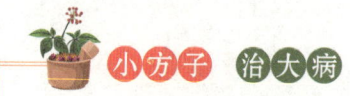
方二 泻肝散

【出处】《银海精微》

【组成】玄参、大黄、黄芩、知母、桔梗、车前子各30克，羌活、龙胆草、当归、芒硝各等份。

【功用】通腑泻热。

【主治】花翳白陷属热炽腑实证，以翳从四周蔓生，迅速扩展串连，漫掩瞳神为要点。

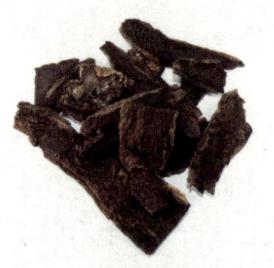

【方解】黄芩、龙胆草、知母苦寒清热；大黄、芒硝通腑泄热；车前子清热利尿，大便通，小便利，火从下泻；羌活祛风止痛；玄参滋阴；当归活血。

【用法】共为末，每次15克，水煎，饭后服之。

方三 当归四逆汤

【出处】《伤寒论》

【组成】当归10克，桂枝6克，白芍6克，细辛3克，甘草6克，通草9克，大枣2枚。

【功用】温阳散寒。

【主治】花翳白陷属阳虚寒凝证，以黑睛生翳溃陷，迁延不愈及四肢不温为要点。

【方解】方中当归补血和血，桂枝温经通脉为君，白芍补营血，细辛散寒邪，通草通经脉，甘草、大枣调和诸药。共奏温阳散寒之效。

【用法】水煎服，每日1剂，每日2次。

03 急性传染性结膜炎

急性传染性结膜炎是球结膜受各种不同的细菌和过滤性病毒感染而引起的，是一种传染性较强的眼病。本病全年均可发生，多见于春夏季节，发病急，双眼同时发病或略有先后，以明显的结膜充血及黏膜脓性分泌物为其主要特点。

根据不同的致病原因，可分为细菌性结膜炎和病毒性结膜炎2类。由细菌感染引起的结膜炎，称急性卡他性结膜炎；由病毒感染引起的结膜炎，称急性出血性结膜炎或流行性出血性结膜炎。临床表现为初起时自觉有异物感、烧灼、刺痛及畏光感觉，分泌物增多，细菌性结膜炎常有脓性分泌物，轻度怕光和异物感但视力不影响，儿童患此病后，眼睑红肿比成年人更重，分泌物可带血色、睑结膜上可见灰白色膜，此膜能用棉签擦掉，但易再生。病毒性结膜炎的分泌物为水样或浆液样，球结膜下可有出血，角膜可因细小白点混浊而影响视力，有时还可伴有同侧耳前淋巴结肿大，有压痛。本病主要经接触患者的眼部分泌物传染。

该病属中医学"暴风客热"和"天行赤眼"范畴，是一种急性传染性外眼病。

方一 洗肝散

【出处】《中国中医眼科杂志》

【组成】龙胆草、川芎各9克，栀子、薄荷（后下）、防风、羌活各10克，当归尾12克，生地黄15克，大黄、甘草各6克。

【功用】清热祛风，清肝活血，除湿止痒。

【主治】急性卡他性结膜炎。

【方解】洗肝散中龙胆草、栀子清肝泄热燥湿；大黄泻火解毒，

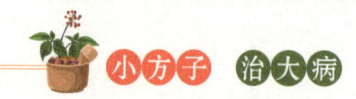

导热下行，且能消瘀；当归尾、川芎养血溶血；薄荷、防风、羌活疏风清热止目痒、止目痛；生地黄养阴清热；甘草调和诸药。

【用法】每日 1 剂，早晚 2 次温服。晚上服药后再用药渣煎液熏洗眼部 15 分钟。

方二 消赤汤

【出处】《江西中医药》

【组成】柴胡、木通、紫草、川芎、赤芍、荆芥、大黄各 10 克，甘草 6 克，石膏 30 克。

【功用】疏风泻热，解毒化瘀。

【主治】流行性出血性结膜炎。

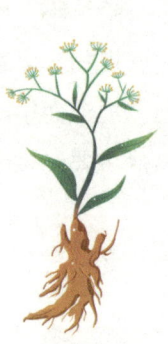

【方解】方中柴胡、荆芥疏风清热解毒；川芎、赤芍、紫草、大黄活血消瘀；石膏泻热；甘草调和诸药。

【药理】本方所用药物柴胡、木通、紫草、薄荷等皆有较好的抑制病毒作用。

【用法】每日 1 剂，2 次分服。每次药物煮沸后，用药液的热气熏眼直至药凉为止。

方三 祛风参苓汤

【出处】《中国中医眼科杂志》

【组成】生地黄 24 克，赤芍 12 克，黄芩、羌活、徐长卿、苦参、生甘草各 10 克，麻黄 6 克。

【功用】祛风清热，除湿明目。

【主治】急性出血性结膜炎。

【方解】方中羌活、苦参清热疏风；麻黄辛温散风；徐长卿除湿清热；生地黄养阴清热；赤芍活血养血；甘草调和诸药。

【用法】水煎，每日 1 剂，分 2 次服。

04　睑腺炎

　　睑腺炎又名麦粒肿，即细菌（主要是葡萄球菌）由睑腺开口处进入睫毛根部的皮脂腺或眼睑深部的睑板腺而致的急性化脓性炎症。发生于睫毛、毛囊或周围的皮脂腺者，称为外睑腺炎；发生于睑板腺者，称为内睑腺炎。这是一种普通的眼病，人人可以罹患，多发于青年人，预后较好，无损于视力，但反复或多发者，日后可能影响眼睑外观或功能。

　　睑腺炎中医称其为"针眼"，又称"土疳""土疡"。临床表现为局部红肿硬结，推之不移。局限于眼睑部，形如麦粒，痒痛并作，继则红肿热痛加剧，拒按，初起多伴有表证，后期多溃破流脓。

方一　芩薄汤

【出处】《浙江中医杂志》

【组成】黄芩 6 克，薄荷 3 克。

【功用】清热解毒，疏风明目。

【主治】内、外睑腺炎。

【方解】本方中黄芩有清热解毒，消炎退肿之功；薄荷有疏散风热，清利头目之效，两药配合，相得益彰。

【用法】水煎，每日 1 剂，分 2~3 次服，5 日为 1 个疗程。

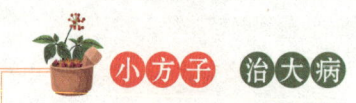

方二 秦皮汤

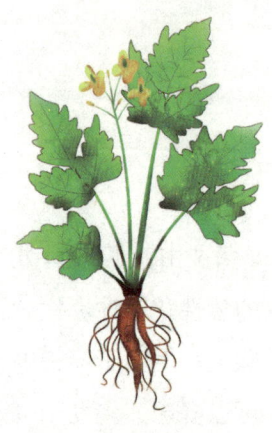

【出处】《普济方》

【组成】秦皮、黄连（去须）、细辛（去苗叶）各60克，黄柏15克，青盐30克。

【功用】清热燥湿，消肿止痒。

【主治】内、外睑腺炎。

【方解】方中秦皮、黄连、黄柏清热燥湿解毒；细辛祛风止痛；青盐消肿止痒。

【用法】将上药共研末，和匀。每用30克，以水3盏，煎取1盏半，去渣，趁热洗患眼，洗后避风。每日洗3次。

方三 解毒汤

【出处】《百病中医熏洗熨擦疗法》

【组成】野菊花、蒲公英、紫花地丁、肿节风各等份。

【功用】清热解毒，消肿止痛。

【主治】睑腺炎，红肿疼痛。

【方解】本方用野菊花、蒲公英、紫花地丁清热解毒，肿节风散结消肿止痛。

【用法】一般共取80克，加清水1000毫升，煎数沸，先取药汁200毫升，每日分2次内服，再将剩余药液倒入碗内，趁热先熏后洗患眼。最后将毛巾浸透，热敷患处。每日1剂，每日洗2~3次。

05　白内障

各种原因引起的晶体混浊，统称为白内障。白内障是眼科常见病，也是致盲的主要原因之一。其主要表现是视力逐渐下降，视力下降和晶体混浊的程度有关。初期混浊对视力影响不大，而后渐加重，明显影响视力甚至失明。

根据不同的病因可分为以下类型。一是老年性白内障：为白内障主要的类型。占白内障患者的80%以上，多在50岁以上老年人中发病，老年退行性改变是其主因。二是先天性白内障：出生时已存在晶体混浊，由遗传因素或妊娠早期母亲感染病毒或药物中毒引起。三是外伤性白内障：较严重的眼球外伤、穿透性射线、职业性毒物引起晶体损伤以致的白内障。四是并发性白内障：因眼病或全身病引起的晶体混浊称并发性白内障，如葡萄膜炎、青光眼、糖尿病等均可并发白内障。

白内障属中医学"圆翳内障""胎生内障""惊震内障"范畴。

方一　杞菊地黄丸

【出处】《医级》

【组成】生地黄、山药、山茱萸、茯苓、泽泻、牡丹皮、枸杞子、菊花各等份。

【功用】补益肝肾，退翳明目。

【主治】肝肾两亏所致视物模糊，晶珠混浊，伴头晕耳鸣，腰膝酸软等症。

【方解】本方用六味地黄丸滋肾养肝明目，加枸杞子、菊花明目退翳，且能增强滋补肝肾之功效。

【用法】将上药研末，炼蜜为丸。每服6~9克，温开水送下。

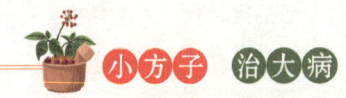

方二 补中益气汤

【出处】《脾胃论》

【组成】黄芪24克，人参12克，白术15克，当归15克，陈皮6克，升麻12克，柴胡12克，甘草6克。

【功用】补脾益气，退翳明目。

【主治】脾虚气弱所致视物昏花，晶珠混浊，神疲倦怠、肢体乏力、面色萎黄、食少便溏。

【方解】方中黄芪、人参、白术、甘草益气健脾补中；当归补血，陈皮健脾行气；升麻、柴胡升阳举陷，共奏补脾益气之功。

【用法】水煎服，每日1剂，每日2次。

方三 石决明散

【出处】《普济方》

【组成】石决明30克，决明子30克，赤芍15克，青葙子15克，麦冬15克，羌活3克，栀子15克，木贼15克，大黄15克，荆芥6克。

【功用】清热平肝。

【主治】肝热上扰所致头疼目涩，晶珠混浊，眵泪毛躁，口苦咽干，脉弦数。

【方解】方中重用石决明、决明子、青葙子3味，清热平肝，明目退翳；用栀子、赤芍、大黄清肝泻火，凉血散血，导热下行；用麦冬养阴助清热；用木贼、荆芥、羌活疏风散邪退翳。

【用法】上为末，每次6克，每日3次。或水煎服，每日1剂，每日2次。

06 青光眼

青光眼是一种以眼压增高伴视神经损害、视野缺损为特征的眼病，是我国主要致盲眼病之一。世界上约20%的盲人为青光眼所致。至今病因不十分清楚。本病多双眼同时或先后患病，临床表现以眼无明显不适，或头眼胀痛，眼珠变硬，瞳孔散大，视力严重减退、视野渐窄，终致失明为主要特征。青光眼的种类主要有4种：先天性青光眼、原发性青光眼、继发性青光眼、混合型青光眼。

本病归属于传统中医学"绿风内障""青风内障"范畴。

方一　活血减压汤

【出处】《辽宁中医杂志》

【组成】地龙12克，红花10克，赤芍15克，茯苓30克，益母草、车前子各20克。

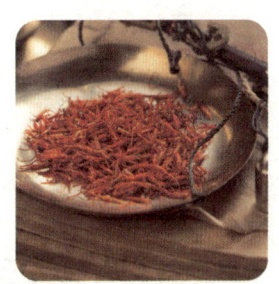

【功用】活血化瘀，利水通络。

【主治】原发性青光眼。

【方解】方中地龙、红花、赤芍活血通络化瘀；茯苓健脾利湿；益母草、车前子利水通络。

【用法】每日1剂，水煎分2次温服。

方二　丹栀逍遥散

【出处】《妇人良方》

【组成】炒白芍、炒当归、茯苓各9克，柴胡、白术、牡丹皮、焦栀子各6克，薄荷、甘草各5克，煨姜3片。

【功用】清热疏肝，开窍明目。

【主治】气郁化火，气火上逆所致青风内障。

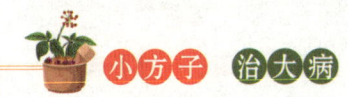
【方解】本方为逍遥散加牡丹皮、焦栀子而成。逍遥散疏肝解郁，调畅目中气机，健脾养血；栀子、牡丹皮清肝泻火。共奏疏肝清热、开窍明目之功。

【用法】水煎服，每日1剂，每日2次。

方三 阿胶鸡子黄汤

【出处】《通俗伤寒论》

【组成】陈阿胶（烊冲）6克，生白芍9克，石决明15克，钩藤6克，生地黄12克，炙甘草6克，茯神12克，鸡子黄2枚，络石藤9克，生牡蛎12克。

【功用】滋阴降火，柔肝息风。

【主治】阴虚风动所致青风内障。

【方解】陈阿胶、鸡子黄滋阴息风；生白芍、生地黄滋阴柔肝；生牡蛎平肝潜阳；石决明清热平肝；钩藤、茯神、络石藤凉肝安神；炙甘草调和诸药。

【用法】除阿胶、鸡子黄外，用水煎汁去渣，纳胶烊尽，再入鸡子黄，搅令相得，温服。每日1剂，每日2次。

07 慢性鼻炎

慢性鼻炎是鼻腔黏膜和黏膜下层的慢性炎症性疾病。临床表现以一侧或两侧鼻腔通气不良，反复发生或经久不愈，鼻腔黏膜肿胀、分泌物增多、无明确致病微生物感染、病程反复发作为特征。本病分成慢性单纯性鼻炎和慢性肥厚性鼻炎2种类型。

中医称本病为"鼻窒"。认为本病多因正气虚弱，伤风鼻塞反复发作，余邪未清而致。

方一　黄芩汤

【出处】《医宗金鉴》

【组成】黄芩 12 克，栀子 15 克，桑白皮 15 克，连翘 15 克，薄荷 6 克，荆芥 12 克，赤芍 12 克，麦冬 12 克，桔梗 6 克，甘草 6 克。

【功用】清热散邪，宣肺通窍。

【主治】肺经蕴热、壅塞鼻窍，鼻甲肿胀、鼻塞、涕黄量少、鼻气灼热。

【方解】方中以黄芩、栀子、桑白皮、甘草清泻肺热而解毒；连翘、薄荷、荆芥疏风清热通鼻窍；赤芍清热凉血；麦冬清热养阴；桔梗清肺热，载诸药直达病所。诸药合用，清热泻肺、宣通鼻窍。

【用法】水煎服，每日 1 剂，每日 2 次。

方二　温肺止流丹

【出处】《辨证录》

【组成】诃子 6 克，甘草 6 克，桔梗 18 克，鱼脑石（煅过存性）15 克，荆芥 9 克，细辛 35 克，人参 12 克。

【功用】温补肺气，散寒通窍。

【主治】鼻窒病因肺气虚寒所致，症见鼻塞不通，鼻涕白浊，遇风寒加重者。

【方解】方中以人参、甘草、诃子补肺敛气；细辛、荆芥疏散风寒；桔梗、鱼脑石散结除涕。

【用法】将上药研细末，糊丸，每服 5 克，每日 2 次。

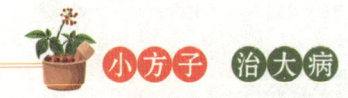

方三 通窍活血汤

【出处】《医林改错》

【组成】桃仁 12 克，红花 9 克，赤芍 12 克，川芎 12 克，老葱 3 根，生姜 9 克，大枣 5 枚，麝香 0.3 克，黄酒 250 克。

【功用】行气活血，化痰通窍。

【主治】邪毒久留，血瘀鼻窍所致鼻塞较甚或持续不减，语声重浊或有头胀头痛，嗅觉减退等症。

【方解】方中桃仁、红花、赤芍、川芎活血化瘀，疏通血脉；麝香、老葱通阳开窍；黄酒温通血脉。全方合用，有行气活血、化瘀通窍之功。

【用法】将前 7 味煎 1 盅，去滓，将麝香入酒内再煎二沸，临卧服。

方四 苍耳散

【出处】《济生方》

【组成】苍耳子 7.5 克，辛夷 15 克，白芷 30 克，薄荷 1.5 克。

【功用】疏风散热，宣肺通窍。

【主治】风热外袭，肺气失宣，而致鼻窒。

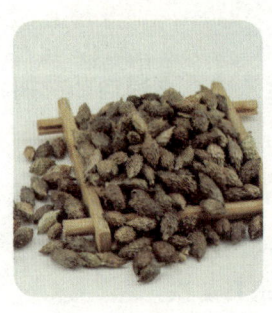

【方解】本方以苍耳子宣通鼻窍，散风止痛；辛夷、薄荷散风通窍；白芷祛风宣肺，诸药合用，具有疏散风邪，通利鼻窍之功。

【用法】将上药晒干，研为粗末，每次取 6 克，食后用葱茶调服。亦可以原药不研末，水煎服，每日 1 剂。

08 咽喉炎

咽喉炎属上呼吸道疾病，指咽部黏膜和淋巴组织的炎性病变。常由受凉、劳累等诱发，以细菌、病毒侵犯咽喉部的黏膜而引起。主要症状为咽痛咽痒、吞咽困难、发热、声音嘶哑，轻则声音低、毛糙，重则失音。根据发病的时间和症状的不同，可分为急性咽炎和慢性咽炎。

该病属中医"喉痹""喉喑"范畴，喉痹原指咽部肿胀，闭塞不通，又称喉闭。现代中医耳鼻咽喉科把喉痹范围缩小，专指咽部红肿疼痛，或微红而咽痒、干燥等症状为主的疾病。喉喑是指以声音嘶哑为主要症状的喉部疾病。

方一　少阴甘桔汤

【出处】《外科正宗》

【组成】桔梗 6 克，甘草 3 克，陈皮、川芎、黄芩、柴胡、玄参各 1.8 克，羌活、升麻各 1.2 克。

【功用】养阴清热，凉血利咽。

【主治】治疗肾虚而虚火上灼咽喉，经脉气血不畅乃至喉痹，见咽痛手足心热、头晕、脉细数者。

【方解】桔梗宣通气血，泻火散寒，清利头目咽喉，开胸膈滞气；甘草有补有泻，能表能里，可升可降味甘；陈皮行气健脾，燥湿化痰；川芎补血润燥；黄芩清热燥湿解毒；柴胡解表退热；玄参养阴生津；羌活散寒祛风，胜湿止痛；升麻散风，解毒，升阳。

【用法】用水 400 毫升，加葱白 1 根，煎取 320 毫升，温服。每日 2 剂。

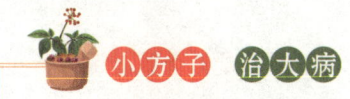

方二 清咽汤

【出处】《北京中医》

【组成】桑叶 10 克，麦冬 30 克，玄参 15 克，薄荷（后下）6 克，生石膏 20 克，阿胶 10 克，甘草 10 克，太子参 15 克，牛蒡子 15 克。

【功用】清热祛风，滋阴养血。

【主治】治疗肺胃阴虚，虚火上炎而致喉痹。症见咽干咽痛，渴不多饮，咽部充血，舌红苔少等。

【方解】方中麦冬、玄参滋阴清热；桑叶、薄荷、牛蒡子辛凉透气以开喉结；甘草以疗咽伤；生石膏清热生津；阿胶滋阴养血；太子参补气生津养血。

【用法】水煎服，每日 1 剂。

方三 胖银汤

【出处】《贵州医药》

【组成】胖大海 2 枚，金银花 2 克，穿心莲 2 克，薄荷 1 克。

【功用】疏风清热利咽。

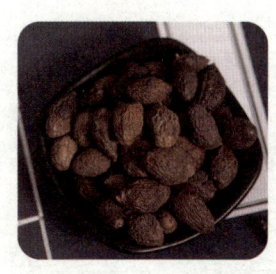

【主治】治疗慢性喉痹因感受风热而发作者。

【方解】金银花、穿心莲清热解毒；薄荷辛凉利咽解毒；胖大海清肺利咽、润肠通便。

【用法】将上药用开水冲泡后当茶饮，每日少量或多次饮用。

09 急性扁桃体炎

急性扁桃体炎是腭扁桃体的一种非特异性急性炎症，常伴有一定程度的咽黏膜及咽淋巴组织的急性炎症。临床表现可为恶寒、高热、可达 39～40℃，尤其是幼儿可因高热而抽搐、呕吐或昏睡、食欲不振、便秘及全身酸困等。局部咽痛明显，吞咽时尤甚，剧烈者可放射至耳部，幼儿常因不能吞咽而哭闹不安。儿童若因扁桃体肥大影响呼吸时可妨碍其睡眠，夜间常惊醒不安。主要致病菌为乙型溶血性链球菌、葡萄球菌、肺炎双球菌。细菌和病毒混合感染也不少见。急性扁桃体炎往往是在慢性扁桃体基础上反复急性发作。有时则为急性传染病的前驱症状，如麻疹及猩红热等是咽部常见病，多发生于儿童及青年。

中医称为"乳蛾""喉蛾"或"莲房蛾"。常发生于儿童及青少年。急性扁桃体炎多因受凉、潮湿、劳累、营养不良、感冒等因素使抵抗力下降，导致扁桃体部位的细菌大量繁殖而发病，常易反复发作。

方一　急性扁桃体炎方剂一

【出处】《中药方剂大全》

【组成】生石膏（先煎）25 克，玄参 10 克，板蓝根 10 克，儿茶 5 克。

【功用】清热解毒，利咽消肿。

【主治】小儿急性扁桃体炎。

【方解】生石膏辛甘性寒清热泻火，除烦止渴；玄参清热凉血，滋阴解毒；板蓝根凉血解毒利咽；儿茶清肺化痰，活血散瘀。

【用法】水煎待温，分次服。

方二 急性扁桃体炎方剂二

【出处】《中药方剂大全》

【组成】金银花15克，大青叶15克，板蓝根5克，锦灯笼6克，桔梗6克，甘草6克，牛蒡子6克，玄参6克，牡丹皮6克，赤芍10克，马勃5克，青蒿15克，薄荷6克，蒲公英10克，黄芩6克。

【功用】解毒清热，散瘀消肿。

【主治】小儿急性扁桃体炎。症见发热，咽喉肿痛，扁桃体肿大，充血明显，或有分泌物，舌质红或舌尖边红，苔薄黄或黄厚，脉数。

【方解】金银花疏散风热；板蓝根、蒲公英清热解毒；牛蒡子、大青叶、马勃清火利咽；玄参养阴生津；黄芩清热泻火；牡丹皮清热凉血；桔梗利咽消肿排脓；薄荷疏风清热。

【用法】水煎服，每日1剂。

方三 清咽汤

【出处】《湖南中医杂志》

【组成】金银花30克，野菊花30克，蒲公英30克，射干15克，紫花地丁15克，板蓝根30克，玄参15克，桔梗15克，蝉蜕6克，甘草6克。

【功用】清热解毒，消肿止痛。

【主治】急性扁桃体炎。

【方解】金银花、野菊花疏风清热，泻火解毒；蒲公英、紫花地丁解毒排脓；射干、桔梗利咽消肿排脓；玄参、板蓝根凉血解毒利咽；蝉蜕疏风清热；甘草调和诸药。

【用法】每煎加水600毫升，武火煎15～20分钟，取汁，频频呷服，日服1剂，连服5日。

10 外耳道炎

外耳道炎是由细菌感染所致的外耳道皮肤的弥漫性炎症,任何年龄均可发病。常见致病菌为金黄色葡萄球菌、链球菌、铜绿假单胞菌等。挖耳或异物损伤、药物刺激、化脓性中耳炎的脓液或游泳、洗澡等水液浸渍,易引发急性外耳道炎。其他疾病如慢性化脓性中耳炎、贫血、维生素缺乏、糖尿病等亦可导致本病的发生。急性外耳道炎如治疗不及时或不得当会转为慢性。

方一 栀子清肝汤

【出处】《医宗金鉴·外科心法要诀》

【组成】栀子、川芎、当归、柴胡、白芍各 3 克,牡丹皮、牛蒡子各 6 克,煅石膏 10 克,黄芩、黄连、甘草各 1.5 克。

【功用】清肝泻火,解毒活血。

【主治】治疗肝胆火热上灼而致外耳疾患,如外耳道疖、外耳道炎、外耳湿疹、外耳道乳头状瘤等。

【方解】栀子性寒,味苦,具有泻火除烦、清热利尿、凉血解毒之功能;柴胡疏肝解郁;当归养血活血;白芍柔肝,配合牛蒡子散热利咽消肿;本品配黄芩,能泻肺火;配以黄连,能泻三焦火、清心热;配以牡丹皮,能凉血止血;牛蒡子疏散风热,宣肺透疹,解毒利咽。

【用法】水煎服。每日 1~2 剂。

方二 银花解毒汤

【出处】《疡科心得集》

【组成】金银花、紫花地丁、赤茯苓、连翘各 10 克,夏枯草 10

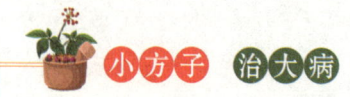

克，牡丹皮6克，黄连3克，犀角（磨服）0.1克。

【功用】清热解毒，泻火凉血。

【主治】治疗风热邪毒犯上，而致耳疖、耳疮（外耳道炎）。

【方解】金银花、连翘清热解毒，散结消肿；紫花地丁、夏枯草清热，泻肝火；黄连清热泻火；牡丹皮凉血止血；赤茯苓行水，利湿热。

【用法】水煎服。用水牛角片30克煎服。

【按语】犀角用水牛角代替。

方三 柴胡清肝汤

【出处】《外科正宗》

【组成】川芎、当归、白芍、生地黄、柴胡、黄芩、栀子、天花粉、防风、牛蒡子、连翘、甘草节各3克。

【功用】清肝散火，活血祛风。

【主治】治疗耳疖、耳疮（外耳道炎）。症见耳道红肿疼痛，或有少许脓液者。

【方解】生地黄性寒，能凉血清热、滋阴补肾、生津止渴；连翘清热，解毒，散结，消肿；黄芩、牛蒡子清热泻火，解毒利咽；白芍味甘、酸，性微寒，有养血的作用；天花粉养阴生津。

【用法】将上药加水400毫升，煎至300毫升，空腹时服，每日1~2剂。

方四 托里消毒散

【出处】《妇人良方》

【组成】人参、黄芪、当归、川芎、白芍、白术、茯苓各3克，金银花、白芷各2.1克，甘草1.5克。

【功用】托毒排脓。

【主治】治疗耳疖、耳疮。症见脓耳脓水清稀，能收口干燥，正气不足，神萎乏力者。

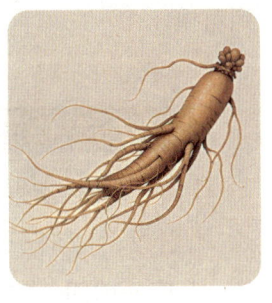

【方解】人参、茯苓、白术、黄芪、当归、白芍补益气血，托毒外出；白芷托里排脓，甘草缓急止痛。

【用法】水煎服。每日 1 剂。

11 化脓性中耳炎

化脓性中耳炎分为急性化脓性中耳炎和慢性化脓性中耳炎。

急性化脓性中耳炎是中耳黏膜的急性化脓性炎症，好发于儿童，可在急性上呼吸道感染、急性传染病及在污水中游泳或跳水、不适当地咽鼓吹张、擤鼻或鼻腔治疗后经咽鼓管途径侵入中耳。或鼓膜外伤、鼓膜穿刺、鼓膜置管后经外耳道鼓膜途径侵入中耳。婴幼儿基于其解剖生理特点，比成人更易经此途径引起中耳感染。婴幼儿的咽鼓管短、宽而平直，如哺乳位置不当，平卧吮奶，乳汁或呕吐物可经咽鼓管流入中耳。主要症状为耳痛、耳漏和听力减退，全身症状轻重不一，婴幼儿不能陈述病情，常表现为发热、哭闹不安、抓耳摇头，甚至出现呕吐、腹泻等胃肠道症状。

慢性化脓性中耳炎是中耳黏膜、骨膜或深达骨质的慢性化脓性炎症，常与慢性乳突炎合并存在。本病极为常见。临床上以耳内反复流脓、鼓膜穿孔及听力减退为特点，可引起严重的颅内、外并发症而危及生命。常见致病菌多为变形杆菌、金黄色葡萄球菌、铜绿假单胞菌，以革兰氏阴性杆菌较多，无芽孢厌氧的感染或混合感染亦逐渐受

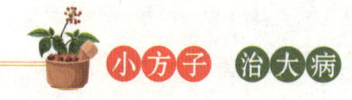

到重视。

方一 蔓荆子散

【出处】《仁斋直指方》

【组成】蔓荆子、甘菊花、生地黄、赤芍、桑白皮、木通、麦冬、升麻、前胡、甘草、赤茯苓各等份。

【功用】疏散风热，解毒消肿。

【主治】治疗风热外袭，肺气失宣，而致耳胀（急性分泌性中耳炎）、脓耳（化脓性中耳炎，或耳鸣，耳聋初期）。

【方解】蔓荆子疏散风热，清利头目；甘菊花味甘苦，性微寒，具有疏风、清热、明目、解毒的功效；桑白皮清热解毒，凉血止血；前胡宣散风热；赤茯苓甘、淡、平、行水，利湿热；生地黄、麦冬滋阴润燥，生津。

【用法】上为粗末。每次取9克，用水300毫升，加生姜3片，大枣2枚，煎至150毫升，饭后服，每日2次。

方二 润胆汤

【出处】《辨证录》

【组成】白芍30克，当归30克，柴胡3克，炒栀子6克，玄参30克，天花粉9克，石菖蒲24克。

【功用】疏肝利胆，泻火通窍。

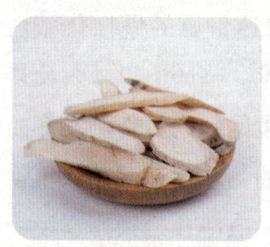

【主治】治疗双耳忽然肿痛，内流清水，久则变为脓血，恶寒发热，耳内有如沸汤之响，或如蝉鸣者。

【方解】白芍养血柔肝，缓中止痛，活血；当归养血活血；炒栀子具有泻火除烦、清热利湿、凉血解毒、消肿止痛之功；天花粉养阴生津；玄参清热滋阴，泻火解毒；石菖蒲理气、活血、散风、去湿。

【用法】水煎服。每日 1 剂。

方三　解仓饮子

【出处】《三因方》

【组成】赤芍、白芍各 15 克，当归、炙甘草、制大黄、木鳖子各 30 克。

【功用】活血清热，排脓消肿。

【主治】治疗邪热上壅，耳窍经脉气滞血瘀而致脓耳（化脓性中耳炎），耳内疼痛，脓出带血者。

【方解】赤芍清热凉血、散瘀止痛；白芍养血柔肝，缓中止痛，活血；当归养血活血；制大黄清热泻火；木鳖子消肿散结，祛毒。

【用法】将上药研为粗末，每次取 12 克，水煎，食后服。每日 2 次。

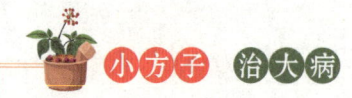

第6章 皮肤科疾病

---

01 疮疥疔痈

疖是单个毛囊及其所属皮脂腺的急性化脓性感染。致病菌大多数为金黄色葡萄球菌或白色葡萄球菌。中医亦称疖，多由暑、湿、热毒蕴于肌肤所致。

痈是多个相邻的毛囊和皮脂腺的急性化脓性感染，或由多个疖融合而成。致病菌为金黄色葡萄球菌。其特点为初起即有多个粟粒样脓头，溃后状如蜂窝，易向深部及周围扩散，范围较大，甚者大于30厘米。属中医"有头疽"范围，多因外受风温热毒，内有脏腑蓄毒所致。

疔是发病迅速而且危险性较大的急性感染性疾病，多发生在颜面和手足等处。若处理不当，发于颜面者很容易走黄而危及生命，发于手足者则可以损筋伤骨而影响功能。包括西医的疖、痈、坏疽的一部分。蛇头疔，指疔毒发于手指末端，肿胀形如蛇头者。

方一 清暑汤

【出处】《外科全生集》

【组成】金银花20克，连翘10克，黄芩10克，滑石15克，车

前子 10 克，花粉 10 克，赤芍 10 克，薄荷 6 克，荷梗 10 克，生甘草
5 克。

【功用】清暑利湿，消肿解毒。

【主治】夏秋季节，患处结块，形似如锥，单个或多个，胸闷少
食，小便短少。

【用法】水煎服，每日 1 剂。

方二 热疖方

【组成】金银花 20 克。

【功用】清热解毒，凉营和血。

【主治】患处突起，形似如锥，灼热疼痛，脓成溃破，数日而
愈，或有发热、口渴。

【用法】水煎服，每日 1 剂。

方三 五味消毒饮

【出处】《医宗金鉴》

【组成】金银花、紫花地丁、天葵、蒲公英、野菊花各适量，酒
少量。

【功用】清热解毒。

【主治】轻者疖肿只有一两个，多则可散发全身，或簇集一处，
或此愈彼起。

【方解】金银花清气血热毒；紫花地丁、天葵、蒲公英、野菊花
清热解毒，清解之力尤强，并能令血散结，消肿痛。

【用法】水煎服，每日 1 剂。

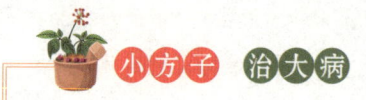

02 手足甲癣

手足癣是指指（趾）及掌、跖面皮肤的浅部真菌感染。病原菌多为红色毛癣菌、絮状表皮癣菌及须毛癣菌。临床分为水疱型、鳞屑角化型、浸渍型。足癣相当于中医学"臭田螺""田螺皮包"等范畴。

甲癣是浅表皮肤真菌侵犯甲板或甲下的一种甲真菌病。一般由手足癣日久蔓延而成。临床以指（趾）甲发生凹凸不平、肥厚，失去正常光泽等为特征。甲癣相当于中医学"鹅爪风""油灰指甲""油炸甲"等范畴。

方一 百蛇灭癣方1

【出处】《中国中医秘方大全》

【组成】蛇床子、苦参、白鲜皮各45克，生百部、当归各20克，雄黄（后下）、硫黄（后下）各12克。

【功用】杀虫止痒。

【主治】鳞屑、角化型手癣。

【方解】方中蛇床子杀虫止痒，燥湿；苦参清热燥湿，杀虫；白鲜皮清热燥湿，祛风解毒；生百部杀虫灭虱；当归活血止痛；雄黄解毒，杀虫；硫黄外用解毒杀虫疗疮。

【用法】每日1剂。水煎待温后浸泡20～30分钟，每日2次。

方二 百蛇灭癣方2

【出处】《中国中医秘方大全》

【组成】蛇床子、苦参、白鲜皮各60克，生百部、黄柏各20克，雄黄（后下）、硫黄（后下）各12克。

【功用】杀虫止痒。

【主治】糜烂型手足癣。

【方解】方中蛇床子杀虫止痒，燥湿；苦参清热燥湿，杀虫；白鲜皮清热燥湿，祛风解毒；生百部杀虫灭虱；黄柏清热燥湿，解毒疗疮；雄黄解毒，杀虫；硫黄外用解毒杀虫疗疮。

【用法】每日1剂。水煎待温后浸泡20～30分钟，每日2次。

03 神经性皮炎

神经性皮炎又名慢性单纯性苔癣，是一种常见的慢性皮肤神经功能障碍性皮肤病，好发于颈项、上眼睑处，基本皮损为针头至米粒大小的多角形扁平丘疹，淡红、淡褐色或正常肤色，质地较为坚实而有光泽，表面可覆有糠秕状鳞屑，久之皮损逐渐融合扩大，形成苔癣样变，自觉阵发性瘙痒，常于局部刺激、精神烦躁时加剧。

本病相当于中医学"牛皮癣""摄领疮"等范畴。

方一

【出处】民间验方

【组成】木鳖子60克，陈醋500克。

【功用】疏肝清热，疏风止痒。

【主治】神经性皮炎。

【方解】方中木鳖子攻毒疗疮，消肿散结；陈醋杀菌。

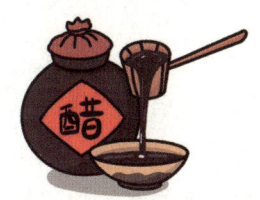

【用法】土鳖子去壳，烤干后研成细末，放入陈醋内浸泡7日，每日摇动2次。先用

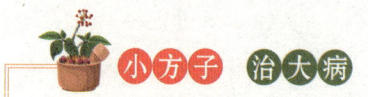

绿茶水清洗患处，然后用药液直接涂搽，每日 2～3 次。

【按语】对皮肤无刺激性，但有一定毒性，防入口。

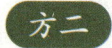

【出处】民间验方

【组成】木槿皮、蛇床子、百部各 30 克，五倍子 24 克，密陀僧 18 克，轻粉 6 克。

【功用】疏肝清热，疏风止痒。

【主治】神经性皮炎。

【方解】方中木槿皮、蛇床子、密陀僧、轻粉杀虫止痒，燥湿；百部有杀虫灭虱作用。

【用法】将上药共研细末，用时以皂角水洗患处，再以醋调药粉成糊状，敷于患处，每日 1 次。

04 黄褐斑

黄褐斑，是指面部出现的淡褐色或深褐色斑块。多见于成年女性，是一种色素代谢异常的疾病，严重影响患者的容貌。

临床特点是面部突出部位渐渐出现淡褐色或深褐色斑，往往不被患者注意。色素斑最初为单发，渐渐数量增多，并逐渐融合成大小不一、形状不规则的斑片，对称分布于面部。以颊部、前额、两颊最突出，有时呈蝶翼状，多见于颊和上唇部，边缘清楚呈弥漫性，局部无炎症及鳞屑，也无自觉症状。色素随季节、日晒、内分泌改变而变化，但经久不退。

　　现代医学对其病因尚不清楚，可能与性激素失调及自主神经系统功能紊乱有关。光照和外界物理刺激是本病发病的诱因。在一些慢性疾病如月经不调、痛经、子宫附件炎、肝胆疾患、慢性酒精中毒、甲状腺功能亢进、结核病、内脏肿瘤等患者中也常发生，且与化妆品使用不当有关。现代生活节奏加快，长期精神紧张使自主神经系统功能紊乱的疾病越来越多，黄褐斑的发病率也呈上升趋势。

　　本病的病因病机比较复杂，如情志不遂、暴怒伤肝造成肝郁气滞、气血瘀阻于面则生斑；或病久体弱、水湿久留、思虑伤脾导致脾虚不能化生精微、气血两亏、面部失养等。在中医辨证时，又有肝郁气滞、湿热内蕴、阴虚火旺引起黄褐斑的区别。

　　预防措施：①防止日晒，是避免黄褐斑加重的重要措施，外出时应根据季节选择适宜的防晒品，如防晒霜、遮阳帽、遮阳伞；②不滥用化妆品，尤其是不用含有铅、汞的化妆品；③多食富含维生素C的食物，如大枣、西红柿、西瓜、橘子、冬瓜、白菜、芹菜、柿子、香蕉等；④自我调节情绪，注意劳逸结合，避免忧郁、烦躁、愤怒及长期过度的精神紧张，保持愉快、乐观、开朗、安定的情绪。

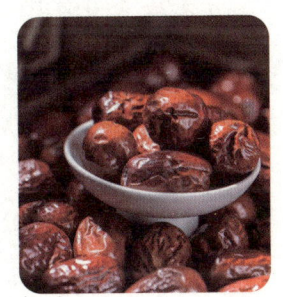

方一

【组成】①牡丹皮12克，栀子9克，甘草9克，当归12克，茯苓15克，白芍15克，白术15克，柴胡9克，生姜6克，薄荷6克；②龙胆草15克，栀子12克，甘草6克，当归9克，黄芩12克，柴胡9克，生地黄15克，车前子12克，泽泻15克，木通12克。

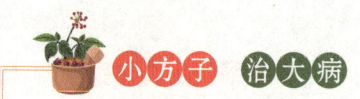
【功用】①疏肝理气，解郁泻火；②清肝泻火。

【主治】肝郁气滞引起的黄褐斑。症见皮肤浅褐、深褐色点状或片状斑，境界清晰，边缘不整，以颜面、目周、鼻周多见。

【用法】水煎，分3次服，每日1剂。

【按语】伴有两胁胀痛，烦躁易怒，嗳气，纳谷不馨，舌苔薄黄，脉弦数，用方①；若肝火上炎，褐斑较深，头痛口苦者用方②。

方二

【组成】知母12克，黄柏12克，熟地黄24克，山茱萸12克，山药15克，泽泻9克，茯苓9克，牡丹皮9克。

【功用】滋阴降火。

【主治】阴虚火旺引起的黄褐斑。症见斑块多见于鼻、额、面颊部，色淡褐或深褐色，呈点状或片状，大小不定，境界清楚，边缘不整。伴有头晕耳鸣，五心烦热，心悸失眠，腰酸腿软，舌质红，少苔，脉细数。

【用法】水煎，分3次服，每日1剂。或共研细末，炼蜜为9克丸，每日2~3次，每次用温开水送服1丸。

05 粉刺

粉刺是指颜面、胸、背等处生丘疹如刺、可挤出白色碎米样粉汁的一类皮肤病。

本病相当于现代医学的痤疮，好发于青春发育期的青年，成年男子亦可发病。很多年轻人进入青春期后，脸上会不知不觉长出很多"青春痘"，西医称之为痤疮，民间常叫"粉刺"。"青春痘"虽对健康无碍，但却影响面容美观，使青年朋友十分苦恼。痤疮是一种毛囊皮脂腺的慢性炎症。一般认为与内分泌、细菌感染有关，是因毛囊口角化过度，皮脂分泌过多，淤积而呈黑头粉刺。粉刺棒状杆菌大量繁殖，分解皮脂，产生游离脂肪酸，而刺激毛囊，引起炎性反应，与饮食、遗传、局部卫生、细菌毒素及消化功能有密切关系。除面部外，前胸、后背也会出现黑色或红色丘疹，中央可有脓疱性或疖肿性改变，此起彼消，反复发生，愈后留有红色浅表疤痕。严重者有大小不等的囊肿性损害，囊肿愈后有疤痕，或形成疤痕疙瘩。

中医认为痤疮虽然生在皮肤表面，但与脏腑功能失调相关。故将痤疮分为湿热壅盛型、脾虚湿盛型和肝郁气滞型。在中医辨证时，又有肺热、胃热、血热、毒热、湿毒血热引起粉刺的区别。

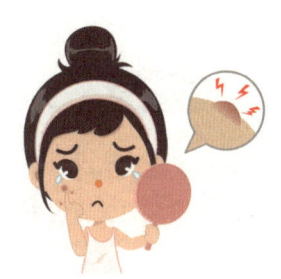

除药物治疗外，患者平日应经常用温水、硫黄肥皂洗涤颜面；多吃新鲜蔬菜及水果，多饮水，不食或少食油腻及辛辣食物；生活要有规律，不熬夜；禁止用手挤压皮疹，尤其是鼻及口的周围，以免发生危险。

方一

【组成】潞党参 12 克，枇杷叶 12 克，黄连 9 克，黄柏 9 克，桑白皮 15 克，甘草 9 克。

【功用】清泄肺热。

【主治】肺热引起的粉刺。症见颜面部有与毛囊一致的丘疹，形

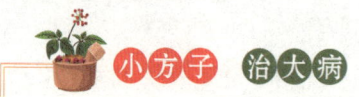

如粟米大小，可挤出白粉色油状物质，皮疹以鼻周围较多，亦可见于前额，间或有黑头粉刺，有轻度发痒，常伴有口鼻干燥，大便干，舌质微红，苔薄白或薄黄，脉浮数。

【用法】水煎，分 3 次服，每日 1 剂。

方二

【组成】大黄 12 克，芒硝 9 克，甘草 6 克。

【功用】清阳明腑热。

【主治】胃热引起的粉刺。症见颜面部有散在毛囊性丘疹，形如粟米大小，可挤出白粉色油状物质，间或有黑头粉刺，以口周较多，亦可见于背部前胸，大便秘结，舌质红，苔腻，脉沉滑而有力。

【用法】水煎，分 3 次服，每日 1 剂。

方三

【组成】当归 12 克，生地黄 18 克，赤芍 12 克，川芎 9 克，红花 9 克，桃仁 12 克，玫瑰花 12 克，野菊花 12 克，鸡冠花 12 克，凌霄花 12 克。

【功用】凉血清热。

【主治】血热引起的粉刺。症见颜面两颊有散在潮红色丘疹，形如粟米大小，以口鼻周围及两眉间皮疹较多，面部常有毛细血管扩张，遇热或情绪激动时面部明显潮红，自觉有灼热，妇女在月经前后皮疹常常增多，大便干燥，小便黄赤，舌尖红，苔薄，脉细滑而数。

【用法】水煎，分 3 次服，每日 1 剂。

06 银屑病

银屑病又称牛皮癣，是一种常见的慢性复发性炎症性皮肤病，是皮肤上起白色厚屑，伴有瘙痒的一种顽固性皮肤损害。其皮损特点是红色丘疹或斑块上覆有多层银白色鳞屑，有明显季节性，多数患者病情秋冬季加重，夏天缓解。

中医称本病为"白疕""疕风""干癣""蛇虱""松皮癣"。中医文献中对本病的论述很多，如《证治准绳·疡医·诸肿》中记载："遍起风疹疥丹之状，其色白不痛，但痒，搔抓之，起白疕。名曰蛇虱。"

本病在中医辨证时，又有血热、血燥、血瘀、湿热、毒热蕴结、寒湿痹阻引起银屑病的区别。

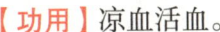

【组成】槐花 15 克，紫草 12 克，赤芍 12 克，白茅根 12 克，生地黄 15 克，丹参 15 克，鸡血藤 12 克。

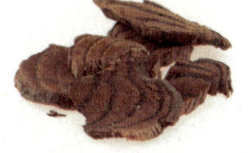

【功用】凉血活血。

【主治】血热引起的银屑病。症见皮疹发生发展迅速，多呈点滴状，红斑或斑丘疹，表面鳞屑呈多层性，搔之表层易剥离，底层附着较紧，强行剥离后底面有点状出血，瘙痒较明显，常伴有心烦、口渴、便干溲黄，舌质红，苔白或黄，脉弦滑或弦数。

【用法】水煎，分 3 次服，每日 1 剂。

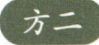

【组成】当归 12 克，熟地黄 15 克，生地黄 15 克，黄芪 15 克，

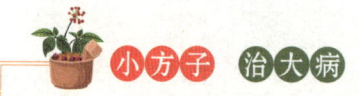

天门冬 12 克，麦冬 12 克，升麻 9 克，黄芩 9 克，桃仁 6 克，红花 6 克，天花粉 12 克。

【功用】养血滋阴润肤。

【主治】血燥引起的银屑病。症见皮疹发展较慢，多为淡红色斑块，有明显浸润，表面鳞屑不多，附着较紧，新发皮疹较少，舌质淡，或有白苔，脉沉缓或细缓数。

【用法】水煎，分 3 次服，每日 1 剂。

第 7 章　妇科疾病

01 乳腺增生

乳腺增生是指妇女乳房出现形态、数量、大小不一的硬结肿块，是一种良性的、非炎性的乳腺组织增生性疾病。乳腺增生是女性最常见的乳房疾病，其发病率占乳腺疾病的首位。据调查，有70%～80%的女性都有不同程度的乳腺增生，多见于25～45岁的女性。其主要症状为一侧或两侧乳房同时或相继出现大小不等的类圆形硬结节肿块，触摸的时候感觉到肿块表面光滑，是可活动的。

方一　海带鳖甲猪肉煲

【组成】海带120克，鳖甲60克，猪肉200克，凤尾菇65克，盐、味精、葱、姜各适量。

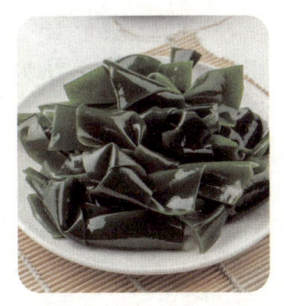

【做法】将鳖甲洗净，尽量弄成小碎块备用；将猪肉洗干净，切成小块，放入沸水中焯一下，加料酒除去腥味；海带用清水泡开，洗净，再切成丝；把姜洗净切成片，葱洗净切成段，把凤尾菇洗干净；把海带、鳖甲、瘦肉、凤尾菇、葱段、姜丝放入锅中共煮汤；先用大

火煮沸 15 分钟，再改小火煮 1.5 小时，加入适量盐、味精调味，搅拌均匀，盛盘即可。

【主治】气滞痰凝。症见情志抑郁、胸胁胀满疼痛、乳房胀痛或胁下肿块等症状。

方二 山楂青皮粥

【组成】青皮 10 克，山楂 30 克，大米 100 克，冰糖适量。

【制法】将青皮、生山楂洗净，切碎，一起放入砂锅中，加适量水，煎 40 分钟，用洁净纱布过滤，取汁备用；大米洗净，放入砂锅中，加适量水，用小火煨煮成稠粥；粥将成时，加入青皮、山楂汁搅匀，再加入适量冰糖，继续煨煮至沸即可。

【主治】肝郁气滞。症见情志抑郁、小腹胀满疼痛、乳房胀痛或胁下肿块、月经不调、痛经等症状。

方三 萝卜拌海蜇皮

【组成】白萝卜 200 克，海蜇皮 100 克，盐、植物油、白糖、香油、葱各适量。

【制法】将白萝卜洗净，切成细丝，加少许盐腌渍一会儿，沥去水分；葱洗净，切成末；将海蜇皮切成丝，入沸水中焯一下，再放入

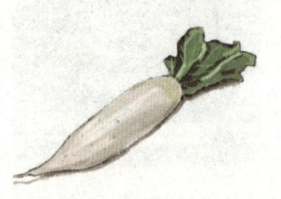

清水中，然后挤干水分；萝卜丝与海蜇丝一起加少许盐拌匀；油锅烧热，炸香葱末，趁热将葱油淋入碗内，加白糖、香油拌匀即可。

【主治】乳腺增生。症见挤压乳头有异常分泌物等症。

方四　乌鸡炖黑豆

【组成】乌鸡 1 只，黑豆 250 克，水发黑木耳 30 克，水发香菇 10 克，盐、姜末、葱段、味精各适量。

【制法】将乌鸡处理干净，切块；黑木耳洗净，撕小朵；香菇去蒂，切块；将鸡块与黑豆同煮熬汤，加入适量姜末、葱段至肉熟豆酥，加入黑木耳和香菇再煮片刻，加入适量盐、味精调味即可。

【主治】肝肾不足。症见身体虚弱、少气懒言、面色苍白、血虚头晕、肾虚腰酸及不孕不育等。

02 急性乳腺炎

急性乳腺炎又叫"乳痈"，多见于初产后哺乳的妇女。本病可分为初期、脓成期、脓溃期 3 个阶段。初起病情较急，乳房局部结块，乳房肿痛。脓成以后乳房胀痛加剧，红肿疼痛明显。脓溃期则可见脓液自创口溢出。

方一　油菜大米粥

【组成】桑叶、大米各 50 克，鲜油菜 200 克，盐少许。

【制法】大米、桑叶、油菜洗净，油菜切细条；大米、桑叶下锅，加 500 毫升清水，大火煮沸 3 分钟，转小火煮 30 分钟，成粥后将油菜放入烫熟，加盐调味。

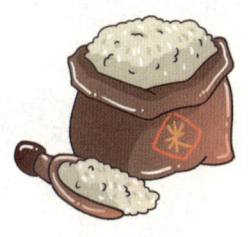

【主治】急性乳腺炎所致的肿块灼热、肿痛。

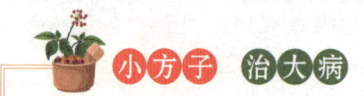

【方解】大米有补气健脾、除烦渴等作用；鲜油菜可解毒消肿、润肠通便。

方二 蒲公英米粥

【组成】蒲公英 30 克，大米 50 克，白糖少许。

【制法】蒲公英洗净，切碎；大米淘洗干净；将大米放到锅里，加 500 毫升清水，大火煮沸 5 分钟后，转小火煮 15 分钟后放入蒲公英碎，再煮至成粥状即可，食时加白糖调味。

【主治】由急性乳腺炎所致的乳房灼热肿痛、嘴干、大便干结等。

【方解】蒲公英具有清热解毒、消痈散结的作用。

方三 鸡爪黄花蛋汤

【组成】鸡爪 50 克，鸡蛋 2 只，黄花菜 20 克，盐少许。

【制法】鸡爪洗净；鸡蛋打散成蛋液；黄花菜洗净，切碎；将鸡爪放到锅里，加适量清水，大火煮沸后转中火煮至鸡爪熟，煮熟后再放入黄花菜、鸡蛋，放少许盐即可。

【主治】急性乳腺炎所致的疮口脓稀、全身乏力。

【方解】鸡爪具有温中补气、活血通经的作用；鸡蛋具有补虚的作用；黄花菜具有清热、解毒、利尿、消肿、养血平肝、除烦的作用。

方四 双耳汤

【组成】银耳、黑木耳、白糖各适量。

【制法】黑木耳、银耳分别泡发，洗干净，撕小块；将处理好的银耳和黑木耳放入锅内，加 500 毫升清水，大火煮沸转中火煮 20 分钟，食时加适量白糖即可。

【主治】因急性乳腺炎而引起的气短乏力、溃脓稀淡。

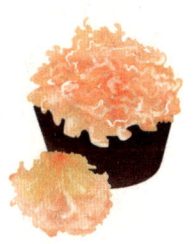

【方解】黑木耳、银耳均具有补肾、益气、润肺、生津、清热、活血、强身的作用。

03 经前紧张综合征

　　月经前期有部分女性出现生理上、精神上以及行为上的改变，称为经前紧张综合征。女性在此时表现为情绪消极、乏力、烦躁、嗜睡、不愿做家务，甚至哭泣、大怒，个别有自杀行为。

　　有的合并有失眠、头痛、乳房胀痛、腹胀、恶心、呕吐、全身水肿等症状。这种紧张状态一般在月经前 4～5 日开始，来月经后消失。

方一　茉莉花饮

【组成】茉莉花 5 克，白糖 10 克。

【制法】茉莉花用适量沸水冲泡，闷 5 分钟，加入白糖搅匀。

【功用】清心安神，疏肝解郁。

【主治】经前期乳房胀痛、烦躁失眠等不适症状。

【用法】每日 1 剂，代茶饮，月经后半期每日喝。

方二　桂圆红枣莲子粥

【组成】莲子 20 个，龙眼肉（桂圆肉）、大枣（红枣）各 10 个，大米 100 克。

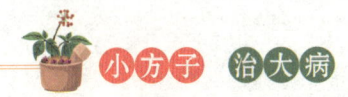

【制法】龙眼肉（桂圆肉）、大枣、大米都洗净；莲子洗净，用温水泡4个小时；将所有原料都放入砂锅里，加入适量清水，用大火煮沸后改小火煮至粥成即可。

【主治】因脾气虚弱所致的经前紧张综合征。

【方解】龙眼肉、大枣都具有补益气血的作用；莲子具有健脾、固精、养心安神的作用；大米具有健脾、补中益气的作用。

方三 山药羹

【组成】山药200克，鲜牛奶200毫升，枸杞子15克，白糖少许。

【制法】将山药去皮，洗净，剁碎，捣成糊状；枸杞子洗净，放入砂锅里，加入适量清水，大火煮沸后转中火煮30分钟，把山药糊倒进去，煮沸后转小火煮15分钟；用另一个锅把鲜牛奶煮沸，再倒入枸杞子山药糊里，加白糖调味即可。

【主治】因肾虚所致的经前紧张综合征。

【方解】山药有清热解毒、养血的作用；枸杞子有滋补肝肾、补气强精的作用。

方四 芹菜益母草鸡蛋汤

【组成】芹菜250克，益母草30克，佛手片6克，鸡蛋1个，盐、味精各少许。

【制法】芹菜洗净切成段，与益母草、佛手片、鸡蛋一同放入砂锅中，加适量清水大火煮沸，转小火煮20分钟，加盐、味精调匀。月经前每日1剂，连服4~5剂。

【主治】肝气郁滞所致的经前紧张综合征。

【功用】疏肝、行气、解郁。

04 白带异常

在正常情况下，女性的阴道与外阴经常有少量分泌物以保持湿润，这些分泌物就是白带。白带异常就是阴道分泌物增多，同时伴有颜色、质地、气味改变等。白带是女性生殖器官的晴雨表，如有异常情况，一定要引起重视。

方一 山药桂圆羹

【组成】山药100克，龙眼肉（桂圆肉）15克，荔枝4个，冰糖适量。

【制法】山药去皮切碎，龙眼肉洗净，荔枝去壳去核；将山药、龙眼肉、荔枝肉加水同煮，至山药熟烂时，加入冰糖即可。

【按语】此方最好于晨起或晚睡前食用，对带下病的调理能起到一定疗效。

方二 参苓白果粥

【组成】党参、茯苓各20克，白果15克，大米60克，红糖适量。

【制法】先将党参、茯苓冲洗干净，放锅中加适量水煎熬30分钟，去渣留汁；再将白果、大米淘洗干净，放上述药汁中，用大火煮沸后，改用小火熬粥（若药汁不足可加沸水），熬至粥稠白果熟透时，加入红糖煮化即可。

【方解】白果治疗白带过多；党参、茯苓健脾益气，去湿止带。

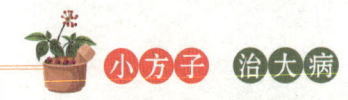

方三 黄芪炖乌鸡

【组成】黄芪 30 克，白术 20 克，莲子 50 克，乌骨鸡 1 只，盐、鸡精各适量。

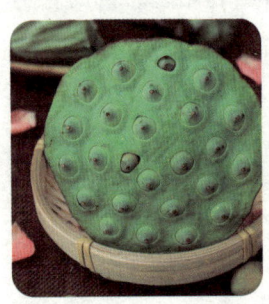

【制法】将乌骨鸡处理干净；黄芪、白术用纱布包好，塞入鸡腹内，放入炖锅中；放入莲子，加适量水，用小火炖至鸡肉烂熟，拣去药包，加盐、鸡精调味即可。

【方解】乌骨鸡性平，味甘，有补虚、益气、健脾、固肾之功，凡体质虚弱、白带过多者，宜常食之。

05 月经不调

月经不调又称"月经紊乱"，指月经的周期、颜色、量、性状等出现不正常的改变，主要有下列症状：月经周期不正常、提前或错后；月经时多时少，甚至有时淋漓不尽，经质稀稠，经色不正常。

方一 红花通经益肤粥

【组成】红花 3 克，当归 10 克，丹参 15 克，糯米 100 克，红糖 30 克。

【制法】糯米洗净，用清水浸泡 1 小时；将红花、当归、丹参一起放入砂锅中，用水煎 2 次，取药汁备用；糯米置于砂锅中，加药汁与适量清水，大火煮沸转小火煨粥，粥成时加入红糖拌匀即可。

【功用】养血润燥，活血调经，去瘀生新。

方二　乌鸡归芪汤

【组成】乌鸡1只，黄芪15克，当归、茯苓各10克，盐、味精各适量。

【制法】将乌鸡处理、洗净；黄芪、当归、茯苓放入鸡腹内；再将鸡放在砂锅内，加适量水，大火煮沸，小火煮至肉烂熟；去药渣，加盐、味精调味，吃肉喝汤。

【功用】补益气血。

【方解】黄芪性微温，味甘，补中益气，体质虚弱、气虚下陷崩漏带下者宜食之；当归补血活血；茯苓健脾利湿；乌鸡味甘性平，偏温，益五脏，补虚损，强筋骨，活血脉，为补虚之佳品。

方三　西洋参炖乌鸡

【组成】西洋参、生姜片、葱段各10克，乌鸡1只，料酒、盐、味精、胡椒粉各适量。

【制法】将西洋参润透，切薄片；乌鸡处理、洗净；姜洗净拍松，葱洗净切段；将西洋参、乌鸡、姜片、葱段、料酒同放炖盅内，加

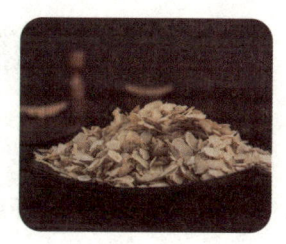

适量清水，置大火上烧沸，再用小火炖至肉熟烂，加入盐、味精、胡椒粉调味即可。

【方解】西洋参味甘、性凉，补气生津。

方四　益母草煮鸡蛋

【组成】鸡蛋2个，益母草30克。

【制法】将鸡蛋洗净，与益母草一起加水炖煮，蛋熟后去壳再煮20分钟即可。

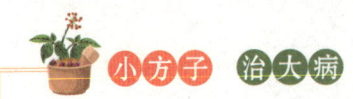
【主治】瘀血阻滞所致的月经过少、月经后延等。

06 痛经

有的女性在行经前后或行经期，下腹部会出现极剧烈的疼痛，称为"痛经"，又叫"生理痛"。原发性痛经多见于年轻女性，来潮起即有疼痛，多因精神紧张，或因子宫发育不良、子宫位置过度屈曲等，使经血流行不畅所致。痛经多发生在经前 1~2 日，或在月经来潮的第 1 日，于经期逐渐减轻，以至消失。痛经的部位在下腹部，有时放射到腰部或会阴部。

方一　三花调经茶

【组成】玫瑰花、月季花各 9 克，红花 3 克。

【制法】玫瑰花、月季花、红花碾成粗末，将之放入茶杯中，用沸水冲泡，焖 10 分钟即可。

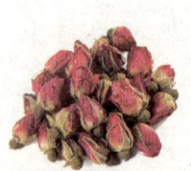

【方解】红花活血通经，用于闭经、痛经、恶露不尽；玫瑰花行气解郁，用于经前乳房胀痛、月经不调；月季花养血调经，用于痛经。三者合用能活血调经。

方二　川芎调经茶

【组成】川芎 3 克，茶叶 6 克。

【制法】将川芎、茶叶放入砂锅中，加 400 毫升清水，大火煮沸后，转小火煎至剩一半汤汁即可。

【功用】活血祛瘀，行气止痛。

【方解】川芎活血行气、祛风止痛，用于月经不调、闭经、痛经、胸胁刺痛、头痛、风湿痹痛。

方三　姜椒枣糖汤

【组成】生姜 25 克，花椒 9 克，红糖 30 克，大枣 10 枚。

【制法】将生姜、花椒、红糖、大枣一同放入砂锅中，加水煎服。

【主治】适用于寒湿凝滞型痛经。症见经前或经期小腹冷痛，得热则症状减轻，经行量少，色紫黑夹有血块，四肢不温，面色发白。

方四　当归羊肉汤

【组成】羊肉 100 克，当归、生姜各 10 克。

【制法】羊肉洗净切碎，与当归、生姜同炖，熟烂后去当归、姜即可。

【功用】补血虚，温脾胃。

【方解】羊肉有益气补虚的作用，当归有补血活血之功，与生姜相配，可以补虚温中、活血祛瘀。

07　闭经

闭经又叫"经闭""不月""月事不来"，是指女子年过 18 岁月经没有来潮，或者是来潮后又连续停经时间达 3 个月以上。其主要症状为初潮年龄晚并且经量少，逐渐月事不来，并伴有头晕耳鸣、腰酸腿软、烦热盗汗等情况。出现闭经有可能是内分泌异常或者是生殖器官

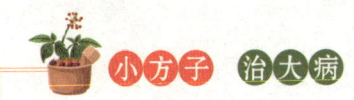

发育不良所致。

方一 墨鱼香菇冬笋粥

【组成】干墨鱼1只，水发香菇、冬笋各50克，猪瘦肉、大米各100克，胡椒粉1克，料酒10克，盐、味精各适量。

【制法】干墨鱼去骨，用温水泡发，洗净，切成丝状；猪瘦肉、水发香菇、冬笋分别切丝备用；大米淘洗干净，下锅，加入肉丝、墨鱼丝、香菇丝、冬笋丝、料酒一起熬至熟烂，最后调入适量盐、味精及胡椒粉即可。

【主治】闭经、白带频多。

【用法】每日1剂，分2次服。

【按语】脾胃寒湿气滞或皮肤瘙痒者慎食。

方二 红花当归糯米粥

【组成】红花、当归各10克，丹参15克，糯米50克，红糖适量。

【制法】将红花、当归、丹参加水煎取汁，去渣，与糯米、红糖共煮成粥即可。

【主治】血虚血瘀型闭经、月经不调、痛经、腹中包块。

方三 木耳核桃糖

【组成】黑木耳、核桃仁各120克，红糖240克，料酒适量。

【制法】将黑木耳泡发，与核桃仁一起碾成末，加入红糖拌和均匀，放入陶瓷罐内封紧，食用时佐料酒调服即可。

【主治】肾亏虚引起的闭经。

08 慢性盆腔炎

慢性盆腔炎指女性盆腔器官发生的慢性炎症。本病常在分娩、流产等刺激后发生。以下腹部持续坠胀疼痛、下腰部酸痛为主要症状，常伴有月经不调、白带过多等症状。

气滞血瘀型：多见小腹胀痛，胸闷，带下色黄或白，有时夹有血丝，痛经，经期延长，月经紫色，有血块。

湿热型：多见腰腹疼痛，有灼热感，白带增多，身体疲乏，小便发黄。

寒湿型：多见下腹冷痛，怕凉，白带多，清稀如水，腰酸，食欲不振。

方一　荔枝核蜜饮

【组成】荔枝核 30 克，蜂蜜 20 毫升。

【制法】荔枝核敲碎，放入砂锅，加入适量清水，浸泡片刻，大火煮沸后转小火煎煮 30 分钟，去渣取汁，加入适量蜂蜜拌匀即可。

【主治】慢性盆腔炎。

方二　蒲公英饮

【组成】蒲公英 25 克，紫花地丁 30 克，鸭跖草 20 克。

【制法】蒲公英、紫花地丁、鸭跖草均洗净，放入煎锅中，加水煎煮 2 次，合并汤汁即可。

【功用】清热解毒。

【主治】慢性盆腔炎。

【用法】每日 1 剂，分 2 次服用。

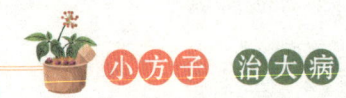

方三 生地大米粥

【组成】大米 50 克，生地黄 30 克。

【制法】生地黄洗净，切片，用适量水煎煮 2 次，去渣取汁；锅中放入适量清水，再放入大米煮粥，待粥八成熟时，放入药汁，继续煮至粥成即可。

【主治】湿热型慢性盆腔炎。

【方解】生地清热凉血、益阴生津。

09 女性不孕

生育年龄的夫妻同居 2 年以上，没有采取任何避孕措施，生育功能正常，女方不能受孕者，叫作"女性不孕症"。女性可能伴有月经不调、月经先后不定期、痛经、闭经等症状。

方一 温补鹌鹑汤

【组成】菟丝子 15 克，艾叶 30 克，川芎 10 克，鹌鹑 2 只，盐适量。

【制法】鹌鹑去内脏，洗净、切块，入冷水锅，用大火煮沸后去血水，捞出；将菟丝子、艾叶、川芎放入砂锅中，加入 3 碗清水煎至 1 碗，滤渣取药汁；将药汁和鹌鹑用碗装好，隔水炖 2 小时，加盐调味即可。

【主治】体质虚损、子宫寒冷久不受孕。

方二　冬虫夏草炖鸡

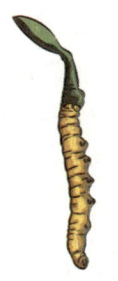

【组成】老母鸡 1 只，生姜片 5 克，冬虫夏草、葱白段各 10 克，料酒、味精、清汤、胡椒粉、盐各适量。

【制法】老母鸡去内脏，洗净，剁成块备用；将冬虫夏草与鸡块一同放入砂锅内，再加入清汤、生姜片、葱白段，大火煮沸后，倒适量料酒，再次煮沸后转小火炖煮 2 小时，最后加盐、胡椒粉、味精调味即可。

【方解】冬虫夏草性温味甘，含有冬虫夏草酸、蛋白质、脂肪等，可益气温阳、补肾填精；老母鸡具有补气血的作用。二者皆是补益佳品，一同食用，对因肾虚引起的不孕有较好的疗效。

方三　苁蓉羊肉粥

【组成】羊肉 100 克，肉苁蓉 15 克，大米 100 克，盐适量。

【制法】先取肉苁蓉加 300 毫升水煮约 20 分钟，滤取药汁；大米淘洗干净，羊肉洗净，切碎，同大米一起放入锅内，加入煎好的肉苁蓉药汁煮粥；大火煮沸后转小火慢煮，煮至米烂肉熟时，加入少许盐调味即可。

【主治】肾阳虚之不孕，伴月经后期量少色淡、面色晦暗、腰酸腿软、性欲淡漠、小便清长、大便不实，舌淡，苔白，脉沉细或沉迟。

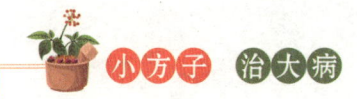
10 更年期综合征

随着年龄的增长，女性的卵巢功能逐渐老化，激素水平也会发生异常。在女性闭经前后，雌性激素分泌降低，再加上自主神经变化或心理性的原因，会出现一系列的身体及心理不适，如绝经、月经紊乱、情绪压抑不稳定、潮热汗出、头痛、头重、肩酸痛、腰痛、心悸、呼吸困难、疲劳、冷虚、头部充血、失眠等，常被称为更年期综合征。

方一 龙牡粥

【组成】石决明、龙骨、牡蛎各 30 克，糯米 100 克，红糖适量。

【制法】石决明、龙骨、牡蛎加 300 毫升水，煎 1 小时去渣取汁；再加入糯米、600 毫升水煮成粥，加红糖食用即可。

【功用】平肝潜阳，镇静安神。

【主治】龙骨、牡蛎均有潜阳、镇静安神之效；石决明有平肝潜阳、镇静作用。

方二 合欢花粥

【组成】干合欢花 30 克（鲜品 50 克），大米 50 克。

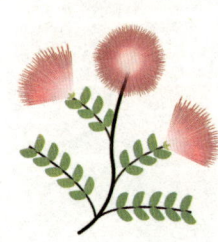

【制法】干合欢花布包，加 300 毫升水烧沸；煎 20 分钟后，取汁与大米一同加水如常法煮粥，至粥稠时即可。

【功用】安神清暑。

【方解】合欢花性味甘平，入粥香甜。

【按语】合欢花药性易挥发，不宜久煎。

方三　更年康粥

【组成】黄芪、首乌藤各 30 克，当归、桑叶各 12 克，三七 6 克，胡麻仁 10 克，小麦 100 克，大枣 10 枚，白糖适量。

【制法】小麦洗净，用清水浸泡 1 小时；黄芪、首乌藤、当归、桑叶、三七、胡麻仁一同放入砂锅中，加水煎取汁液；将小麦及大枣放入药汁中煮成粥，加白糖调味即可。

【功用】益气养血，宁心安神。

【主治】更年期烦躁、失眠。

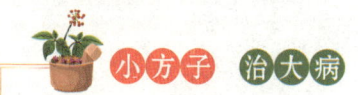

第8章 男科疾病

01 遗精

遗精指不因性交而精液自行泄出，有梦而遗为"梦遗"，无梦而遗为"滑精"。遗精并不只出现在青春期，婚后也会发生，每月一两次遗精属正常现象，但如果过多则应引起重视。

心肾不交，阴虚火旺型：多梦遗，烦热口干，小便短赤，舌红少苔。

肾气不固，封藏失职型：头昏目眩，腰酸耳鸣，面色发白，舌质淡红。

肝胆火盛，湿热内蕴型：目赤口干，小便热赤，急躁易怒，舌苔黄腻。

方一 韭子粥

【组成】大米50克，韭菜子15克，盐适量。

【制法】炒锅用小火烧热后，放入韭菜子炒熟；大米淘洗干净，放入锅中，再加入适量水，大火煮沸后放入炒好的韭菜子，再煮沸后转小火煮粥；待粥煮至黏稠时即可，食时可酌情加适量盐调味。

方二　鸡蛋三味汤

【组成】芡实、去心莲子、怀山药各 9 克，鸡蛋 1 个，白糖适量。

【制法】将芡实、莲子、怀山药一同放入锅中，然后加入适量水，用火熬煎；待成药汤以后，放入鸡蛋，继续煮。鸡蛋煮熟以后，依据个人口味加入白糖，即可食用。

【功用】补肾，固精安神。

方三　酒炒螺蛳

【组成】螺蛳 500 克，植物油、料酒、盐、醋、姜末各适量。

【制法】螺蛳在清水中静置 1 小时以上，令其吐净泥沙，洗净；用醋、姜末与盐调成味汁备用；油锅烧热，放入螺蛳大火快炒片刻，加适量料酒翻炒几下，再加少许沸水，大火煮沸后转小火慢煮；待汤将煮尽时即可盛出，蘸着调好的味汁食用。

【方解】螺蛳肉具有清热、利水的功效。

【按语】本品尤其适用于滑精患者。

方四　桃仁炒腰花

【组成】胡桃肉 20 克，猪腰 1 只，黄酒、姜、葱、盐各适量。

【制法】将胡桃肉用清水洗净，并剖碎；将猪腰用清水洗净，并剖开，然后放在开水中，浸泡 2 小时，去浮沫；在锅中放油，油热以后，将处理好的胡桃肉和猪腰放进锅中同炒；快熟时，加入黄酒、姜、葱、盐搅拌均匀，熟后装盘即可食用。

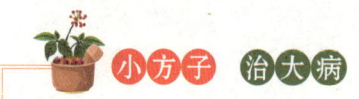

02 慢性前列腺炎

　　慢性前列腺炎是男性泌尿生殖系统常见病，也是一种发病率非常高且让人十分困扰的疾病，接近50%的男性在其一生中会有前列腺炎症状。慢性前列腺炎多发于青壮年，以尿频、尿急、尿痛或小便淋漓不尽，尿道口有时可见白色分泌物等为主要症状。

方一　莲须芡实粥

【组成】莲须8克，芡实16克，大米50克。

【制法】将莲须、芡实加水煎煮，去渣取汁，大米淘净，与药汁一起煮粥。

【功用】利尿通淋，益气泄浊。

【主治】慢性前列腺炎。

【用法】每日1剂，连服20日。

方二　山药菟丝粥

【组成】怀山药30克，菟丝子10克，糯米100克，白糖适量。

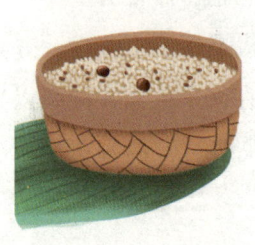

【制法】糯米洗净，泡2小时；怀山药去皮，洗净切片；菟丝子煎药汁；怀山药、糯米煮成粥，加药汁同煮片刻后，加白糖调味即可。

【按语】适用于小便赤涩、淋漓不尽、神疲腰痛者的辅助食疗。

方三　马齿苋白糖茶

【组成】马齿苋 50 克，白糖 30 克，茶叶 10 克。

【制法】将新鲜的马齿苋清洗干净，沥水，切段；将切好的马齿苋与白糖、茶叶同放入砂锅中，加适量水，先用大火煮沸后用小火煎煮片刻；滤除残渣，将水倒入茶壶直接饮用即可。

【方解】马齿苋味酸，性寒，入大肠、肝、脾经，质黏滑利，具有清热祛湿、散血消肿、利尿通淋的功效。

03 阳痿、早泄

早泄是男性性功能障碍的表现之一，长期早泄易导致阳痿。阳痿主要表现为在性生活时阴茎不能勃起。早泄主要表现为阴茎在接触女性生殖器而未插入阴道前就发生射精或射精过早、过快。有器质性与功能性之分。当男性发生阳痿、早泄的情况后，会产生自卑感，这时伴侣的理解和宽慰就显得非常重要。

方一　羊肾汤

【组成】鲜羊腰 1 对，猪骨头汤 1 碗，猪脊髓 1 副，胡椒末少许，姜末 5 克，葱白 2 根，香菜末 3 克，盐适量。

【制法】把羊腰剖开，去筋膜，冲洗干净，切成薄片；猪脊髓洗净，切成小段；把猪骨头汤与胡椒末、盐、姜末、葱白一起放入锅内，用小火烧沸，把猪脊髓放入汤中，煮约 15 分钟，再投入羊腰片，改用大火烧沸 3 分钟，倒入碗内，撒上香菜末即可。

【主治】肾精不足引起的阳痿。

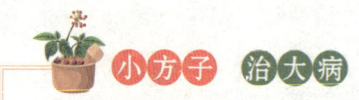

方二 三子泥鳅汤

【组成】活泥鳅200克，韭菜子、枸杞子、菟丝子各20克，盐、鸡精各少许。

【制法】将泥鳅处理干净；韭菜子、枸杞子、菟丝子均洗净，韭菜子与菟丝子装入纱布袋，口扎紧；将泥鳅、枸杞子、纱布袋一同入锅，加入水600毫升，用大火煮沸后再改小火煨至水剩余300毫升时取出布袋，加入盐、鸡精调味即可。

【主治】阳痿，早泄，贫血。

方三 枸杞炖羊肉

【组成】羊腿肉150克，枸杞子20克，清汤、葱、姜、料酒、盐、鸡精各适量。

【制法】将羊肉整块入沸水锅内煮透，放入凉水中洗净血沫，切成方块；葱洗净切成段，姜洗净切成片；铁锅烧热，下羊肉、姜片翻炒，烹入料酒炝锅，炒透后，将羊肉同姜片一起倒入砂锅内，放入枸杞子、清汤、盐、葱段烧沸，撇净浮沫，加盖，用小火将羊肉炖烂，挑出葱、姜，放入鸡精调味即可。

【按语】辅助治疗早泄、肾虚、阳痿等症。

方四 冬虫夏草红枣炖甲鱼

【组成】活甲鱼1只，冬虫夏草10克，大枣（红枣）20克，葱段、姜片、蒜瓣、鸡清汤、料酒、盐各适量。

【制法】将甲鱼处理干净切块，然后放到锅里煮沸，捞出后将四肢割开，再把腿油剥掉，然后洗净；将冬虫夏草洗干净；大枣用水泡好；将洗净的甲鱼放入汤碗里，然后再把冬虫夏草、大枣放到上面，加入葱段、姜片、蒜瓣、料酒、盐及清鸡汤，上笼隔水蒸 2 小时后取出，把葱、姜挑出去即可。

【方解】甲鱼具有滋阴降火的作用；冬虫夏草具有补虚益精的作用；大枣具有补气养血、养心安神的作用。

【主治】肾虚所引起的腰膝酸软、遗精、阳痿等症状。

04　男性不育

生育年龄的夫妻同居 2 年以上，没有采取任何避孕措施，女方身体健康，生育功能正常，由于丈夫生育功能障碍，导致女性不能受孕的情况叫作"男性不育症"。引起不育的原因有器质性和功能性 2 种。和女性不孕症一样，男性的不育症也非常需要妻子的理解和帮助。

肾阳虚损型：婚久不育，性欲低下，阳痿，遗精，茎寒精冷，腰膝酸软，神疲乏力，四肢不温，小便清长，舌淡，苔薄，脉象沉弱。宜温补元阳，壮肾生精。

心脾不足型：婚久不育，性欲淡漠，气短懒言，食少便溏，面色无华，心悸怔忡，失眠健忘，舌淡，苔薄，脉象细弱。宜补益心脾。

方一　巴戟天苁蓉炖狗鞭

【组成】巴戟天、菟丝子各 15 克，肉苁蓉、肉桂各 10 克，狗鞭 20 克，羊肉 100 克，葱、姜、料酒、盐、鸡精各适量。

【制法】先将狗鞭温水发透；羊肉洗净切片；葱洗净切段；姜洗净切片；巴戟天、菟丝子、肉苁蓉、肉桂用纱布包好，同狗鞭、羊肉

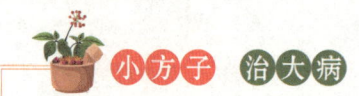

共煮至熟，加葱、姜、料酒、盐再炖 10 分钟，加鸡精调味即可。

【功用】温补肾阳，兼补肾精。

方二 双胶骨髓牛鞭

【组成】鹿角胶、鱼鳔胶各 30 克，枸杞子 15 克，黑豆、猪骨髓各 200 克，牛鞭 100 克，葱、姜、料酒、盐、鸡精各适量。

【制法】先将牛鞭用水泡透，去表皮切段；猪骨髓切段；黑豆温水发胀；葱、姜分别洗净，葱切段，姜切片；

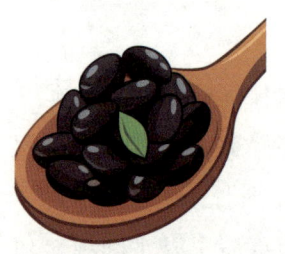

将牛鞭段、猪骨髓段、黑豆同放砂锅内，大火炖煮后改小火煨烂，再将枸杞子、鹿角胶、鱼鳔胶及葱段、姜片、料酒、盐放入锅中，煮 10 分钟后，加鸡精调味。

【主治】男性因精子数量稀少所致的不育。

第 9 章　肿瘤科疾病

01　鼻咽癌

鼻咽癌号称"广东癌"，好发于我国南方各省，世界上 80% 的鼻咽癌发生在我国。鼻咽癌常见的症状为血涕、鼻出血、鼻塞、耳鸣和听力下降、头痛、颈部包块等，中晚期患者可出现颅骨及颅神经侵犯，出现相应症状，远处转移以扁骨转移最多，其次是肺、肝等。

方一

【出处】河南名医邵梦扬介绍验方 1 首

【组成】半枝莲 60 克，败酱草根 60 克，紫草 30 克，白花蛇舌草 30 克，甘草 6 克，干蟾皮 12 克，急性子 12 克，天龙 2 条，姜半夏 6 克，丹参 30 克。

【功用】清热解毒，活血化瘀。

【主治】鼻咽癌。

【方解】白花蛇舌草、半枝莲具有清热解毒之功效；紫草活血解毒；丹参活血化瘀；半夏消痞散结，燥湿化痰；天龙攻毒散结。诸药相配，共奏清热解毒，活血化瘀之功。

【用法】口服，每日 1 剂，分头道、二道煎服。

【按语】个别患者服药有便溏、恶心、食欲缺乏，应分 3 次徐徐

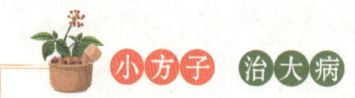

服之。

方二

【出处】广东惠阳区中医院何立耀医师介绍验方

【组成】生地黄10克，石斛、百合、夏枯草、板蓝根各15克，麦冬、天门冬、沙参、杭菊花、连翘各12克，五味子6克。

【功用】清热解毒，养阴益胃。

【主治】鼻咽癌放疗后肺胃阴虚者。症见口干口苦，咽干，牙龈肿痛，便秘，午后潮热，鼻出血等。

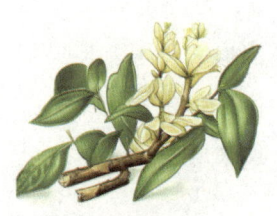

【方解】方中生地黄、石斛、沙参、天门冬、麦冬共奏清热凉血，养阴生津之功；连翘、板蓝根清热解毒，消痈散结；五味子上敛肺气，下滋肾阴。

【用法】水煎服，每日1剂。

方三

【出处】江苏南通市肿瘤医院万潜光医师验方

【组成】生石膏50克，制大黄、川芎、白芷各5克，蝉蜕4克，生地黄、玄参各30克，淡黄芩、牡丹皮、人中黄、金银花各10克。

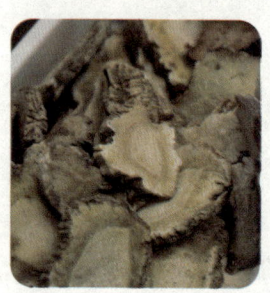

【功用】清热凉血解毒。

【主治】鼻咽癌放疗后鼻大出血。证属放疗后热毒伤络，血上溢，气火升腾者。

【方解】生石膏清热泻火；生地黄、玄参、牡丹皮清热凉血；制大黄止血解毒；白芷、蝉蜕疏风清热；川芎行气活血。

【用法】水煎服，每日1剂。

02 肺癌

肺癌是一种常见的肺部恶性肿瘤，其死亡率已占癌症死亡率之首。临床表现以咳嗽、咯血、胸痛、发热、胸闷、气短等为特征。"息贲""肺壅""息积""肺积"均是支气管肺癌的中医病名。

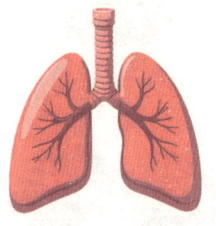

方一

【组成】鱼腥草、沙参、玉竹各 50 克，鸭子 1 只。

【功用】养阴清肺。

【主治】辅助治疗肺癌口干舌燥，尿黄，舌红，脉细数等。

【方解】沙参、玉竹养阴清肺，润燥生津；鱼腥草清热解毒。

【用法】将鸭子洗净去毛、去内脏，与前 2 味药同入锅内，文火煎煮 1 ~ 2 小时，食肉饮汤。

方二

【组成】鲜百合、鲜藕、枇杷（去核）各 30 克，白花蛇舌草 50 克，淀粉、白糖各适量。

【功用】润肺止咳，清热解毒。

【主治】辅助治疗肺癌阴虚火旺，咯痰稀少，带有血痰，胸痛，低热，舌红，苔少，脉细数无力等。

【方解】方中百合、枇杷养阴润肺止咳；鲜藕收敛止血；白花蛇舌草清热解毒。

【用法】先将白花蛇舌草加水煎取 500 毫升汁液，再将鲜藕洗净切片，与鲜百合、枇杷肉一并放入锅内合煮，待熟时放入适量淀粉调

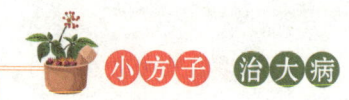

匀，服时加少许白糖。

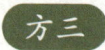

【组成】灵芝、百合各25克，南沙参、北沙参各15克。

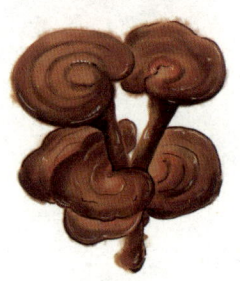

【功用】补益肺气。

【主治】肺癌患者放化疗前或放化疗期间宜用。

【方解】南沙参、北沙参、百合养阴清肺，益气润燥生津；灵芝益气养阴。

【用法】水煎服，每日1剂，2次分服。

03 肝癌

原发性肝癌（简称肝癌）是由肝细胞或肝内胆管上皮细胞发生的恶性肿瘤。全世界每年新发现恶性肿瘤患者约635万例，其中肝癌占26万例（占恶性肿瘤的4%），而且世界各地肝癌发病率有上升趋势。肝癌有原发性和继发性之分，具有起病隐匿、潜伏期长、高度恶性、进展快、侵袭性强、易转移、预后差等特点。其发病率有逐年上升趋势。因此早发现、早诊断、早治疗是提高肝癌疗效的关键。肝癌的主要临床表现是：肝区痛、纳差腹胀、上腹部有肿块、黄疸、腹水肿胀，以及脾肿大等。

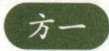

【组成】八月札、石燕、马鞭草各30克。

【功用】疏肝理气，活血解毒。

【主治】肝痛。

【方解】八月札苦，平，归肝、胃经，功能疏肝理气，散结；石燕、马鞭草清热解毒，活血散瘀，利水消肿。

【用法】水煎服，每日 1 剂。

方二

【组成】半枝莲、半边莲各 30 克，玉簪根 9 克，薏苡仁 30 克。

【功用】清热解毒，化湿消肿。

【主治】肝癌。

【方解】半边莲清热解毒、利水消肿；半枝莲清热、解毒、散瘀、止血、定痛；薏苡仁清热利湿。

【用法】水煎服，每日 1 剂。

04　胃癌

　　胃癌是指发生在胃上皮组织的恶性肿瘤。临床早期 70% 以上的患者毫无症状，中晚期出现上腹部疼痛、消化道出血、穿孔、幽门梗阻、消瘦、乏力、代谢障碍以及癌肿扩散转移而引起的相应症状，任何年龄均可发生，以 50～60 岁居多，男女发病率之比为 3.2～3.6：1。

　　胃癌具有起病隐匿，早期常因无明显症状而漏诊，易转移与复发，预后差等特点。

　　我国胃癌发病率高，其死亡率又占各种恶性肿瘤之首位，因此胃

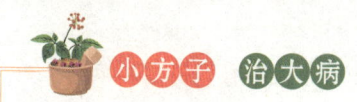

癌是一个严重危害我国人民健康的常见病，应引起重视。

胃癌属于中医学的伏梁、积聚、胃脘痛、噎塞及胃反等范畴。

方一

【出处】湖北中医药大学方

【组成】白花蛇舌草120克，煨莪术、煨三棱、赤芍各9克，代赭石粉、海藻、昆布、制鳖甲各15克，旋覆花9克（包煎），夏枯草60克，白茅根30克，蜂蜜60克。

【功用】清热解毒，化瘀散结。

【主治】适用于胃癌。

【方解】白花蛇舌草可以清热解毒，利湿通淋；三棱、莪术都有破血行气，消积止痛的功效；夏枯草可以清肝火，散郁结；白茅根可以凉血止血，清热利尿。

【用法】水煎服，每日1剂。

方二

【出处】上海中医学院曙光医院方

【组成】焦楂曲、焦麦芽各9克，煅瓦楞子30克，制鸡内金6克，川楝子9克，延胡索15克，陈皮、广木香、生枳实各9克，丹参15克，桃仁12克，生牡蛎30克，夏枯草15克，海带、海藻各12克。

【功用】消食健脾，理气散结。

【主治】适用于胃癌。

【方解】川楝子行气止痛，散寒调中；延胡索可以活血、行气、止痛；生枳实可以破气除痞、化痰消积；丹参可以活血调经、凉血消痈，安神。

【用法】水煎服，每日 1 剂。

方三

【出处】《中医杂志》

【组成】生党参 15 克，茯苓 12 克，生黄芪 15 克，炒白术 10 克，生白芍 12 克，炒当归、广郁金各 10 克，醋青皮 9 克，炒莪术、三棱各 10 克，绿萼梅 6 克，谷芽 10 克。

【功用】益气养血，化瘀散结。

【主治】对胃癌治疗有疗效。

【方解】方中白术可以补气健脾，燥湿利水，止汗，安胎；当归可以补血，活血，调经，止痛，润肠；郁金可以活血行气止痛，解郁清心，利胆退黄，凉血。

【用法】水煎服，每日 1 剂。

05 肠癌

　　肠癌为结肠癌和直肠癌的总称，是常见的恶性肿瘤之一，其发病率仅次于胃癌和食管癌。起病较缓慢，早期症状主要是大便习惯改变，大便次数增多、腹泻或大便不畅，或腹泻、便秘交替，粪便变细，大便中带有黏液和血液或便血。随病情发展，便时可伴有腹痛，直肠癌患者常有里急后重、肛门坠痛，同时消瘦、贫血等症状，呈进行性加重。晚期因癌肿转移至不同部位而出现肝肿大、黄疸、腹块、腹水、肠梗阻、骶尾部持续性疼痛、排尿不畅或疼痛等症状。

　　现代医学认为本病的病因尚不明确，可能与大肠慢性炎症（主要

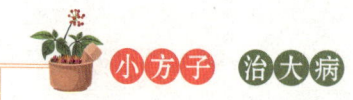
是溃疡性结肠炎、日本血吸虫病）、大肠的息肉和腺瘤有关。近年资料表明，食物中致癌物质如长期摄食高脂肪、高蛋白、低纤维食物较易产生大肠癌。

本病在中医临床中属于"脏毒""肠覃""锁肛痔""癥瘕""下痢"等范畴。中医学认为忧思抑郁，脾胃失和，湿浊内生，郁而化热；或饮食不节，误食不洁之品，损伤脾胃，酿生湿热，均可导致湿热下注，浸淫肠道，肠道气血运行不畅，日久蕴蒸化为热毒，血肉腐败故见腹痛腹泻，便中夹有黏液脓血或为便血，湿、毒、痰、瘀凝结成块，肿块日益增大，肠道狭窄，出现排便困难，病情迁延，脾胃虚弱，生化乏源，气血亏虚，或由脾及肾，还可出现脾肾阳虚，虚实夹杂，甚至阴阳离决等变化。

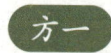

方一

【组成】黄芪 30 克，黄精、枸杞子、鸡血藤、槐花、败酱草、马齿苋、仙鹤草、白英各 15 克。

【功用】益气养阴，活血解毒。

【加减】脾肾两虚型者，加党参 15 克，白术、菟丝子、女贞子各 10 克；脾胃不和者，加党参 15 克，白术、陈皮、茯苓、半夏各 10 克；心脾两虚者，加党参、枣仁各 15 克，茯苓、当归各 10 克。

【主治】大肠癌。

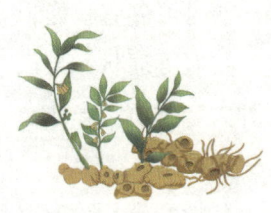

【方解】黄芪、黄精、枸杞子益气养阴；马齿苋、仙鹤草、白英清热解毒；鸡血藤活血；槐花、败酱草为治大肠病的常用之药，能止血消瘀。

【用法】将上药水煎后，分 2~3 次内服，每日 1 剂。本方亦可随症加减。

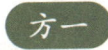　方二

【组成】生大黄（后下）、玄明粉、枳实、厚朴各 9 克，白花蛇舌草、蒲公英各 30 克，金银花、玄参各 9 克。

【功用】清热解毒，活血祛瘀。

【主治】用于大肠癌患者术前准备。

【方解】白花蛇舌草、蒲公英、金银花、玄参清热解毒；枳实、厚朴行气除满；生大黄、玄明粉泻下逐瘀。

【用法】将上药浓煎成 200 毫升。术前 3 日起每日下午服用本方头煎，至术前晚上再用原方二煎做一次性灌肠。均不再予泻药和抗生素，不再做清洁灌肠。

06 膀胱癌

膀胱肿瘤是泌尿系中最常见的恶性肿瘤，男女比例约为 3 : 1。临床表现以血尿、尿频、尿急、排尿困难甚至尿潴留，或伴腰痛、贫血、发热等症状为特征。发病年龄高峰为 70 岁。

该病属中医学"尿血""癃闭""淋病"等范畴，基本病机为本虚标实，虚为肾阳虚多见，后期可见肺肾两亏，实以湿热瘀毒为主，但常有侧重。

方一

【组成】地榆炭 100 克，食醋 500 毫升。

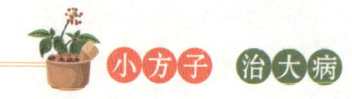
【功用】凉血止血，解毒敛疮。

【主治】膀胱癌。

【方解】地榆炭性寒味苦而酸，有凉血泄热、收敛止血之功。

【用法】将上药煎至300毫升，每日1剂，分次服完，每次服量不限，经过滤及高压灭菌后也可以做膀胱灌注用，每次20～30毫升。

方二 龙蛇羊泉汤

【出处】《肿瘤良方大全》

【组成】龙葵30克，白英30克，蛇莓15克，海金沙9克，土茯苓30克，灯芯草9克，威灵仙9克，白花蛇舌草30克。

【主治】膀胱癌血尿，尿恶臭或尿中有腐肉，排尿困难，小腹疼痛等湿热毒蕴结之证。

【方解】龙葵：性寒，味苦、微甘；有小毒；具有清热解毒，利尿的功效。白英：苦、微寒，入肝、胃经，具有清热解毒、利尿、祛风湿的功效。蛇莓：具有清热解毒、活血散瘀、收敛止血的功效，又能治毒蛇咬伤，敷治疔疮。海金沙：甘、寒，归膀胱、小肠经，甘淡利尿，寒能清热，其性下降，能除膀胱、小肠二经血分湿热，尤善止尿道疼痛，功专利尿通淋止痛，为治淋证尿道作痛之要药。土茯苓：

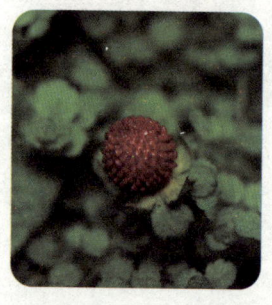

清热解毒，利湿通络。灯芯草：味甘、寒，无毒，入心、小肠、膀胱经，通阴窍，利小便，此物用之以引经，并非佐使之药也。威灵仙：辛、咸、温，归膀胱经，有祛风湿、通经络的作用。白花蛇舌草：微苦、甘、寒，归大肠、小肠经，具有清热解毒、利湿通淋的作用。

【用法】水煎服，每日1剂。

方三 三蛇解毒汤

【组成】白花蛇舌草 30 克，龙葵 30 克，白英 30 克，土茯苓 30 克，蛇莓 30 克，蛇六谷 30 克，土大黄 30 克。

【功用】清热解毒，消瘀散结。

【主治】膀胱癌。

【方解】白花蛇舌草：微苦、甘、寒，归大肠、小肠经，具有清热解毒、利湿通淋的作用。龙葵：性寒，味苦、微甘；有小毒；具有清热解毒、利尿的功效。白英：苦，微寒；入肝、胃经；具有清热解毒、利尿、祛风湿的功效。土茯苓：清热解毒，利湿通络。蛇莓：辛、甘、温；有毒，能清热解毒、活血散瘀、收敛止血，具有败毒抗癌、消肿散结的作用。土大黄：酸微涩，平，无毒；具有清热、去风、散瘀、消肿的作用。

07 乳腺癌

乳腺癌是危害妇女健康的主要恶性肿瘤，全世界每年新增 100 多万妇女罹患乳腺癌。男性也可患乳腺癌，但男性患乳腺癌的概率比女性要小 100 倍。乳腺癌的好发部位以乳房外上占多数。早期乳腺癌可无任何自觉症状，病变晚期可出现乳腺肿块，肿块部位以外上方多见，质地硬韧，边界不甚清晰，无包膜感，推之移动性小，多数无明显疼痛，乳头出现回缩、偏位，离乳头 2～3 厘米处乳头溢流黄水或血水，癌性湿疹样改变。

乳腺癌在中医病学中称之为"乳岩"。其病因主要为正气不足，外邪乘虚侵袭，或因七情内伤，肝气郁结，痰凝血瘀，结于乳房而成。

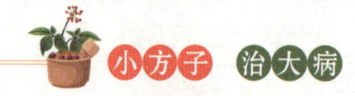

方一

【出处】《医宗金鉴》

【组成】鲜活鲫鱼肉、鲜山药各等份，麝香少许。

【功用】益气健脾，活血散结。

【主治】乳腺癌。

【方解】鲫鱼入脾、胃、大肠经，能健脾利湿，且能益脾生肌。麝香辛、温，归心、脾经，能活血散结、止痛。山药益气健脾，可治乳癖结块及诸痛日久。

【用法】鲜活鲫鱼肉、鲜山药各等份，共捣如泥，加麝香少许，外涂核上，7日一换。

方二

【出处】《汉方诊疗医典》

【组成】当归5克，芍药3克，紫草3克，大黄1.5克，忍冬藤1.5克，升麻2克，黄芪2克，牡蛎4克，甘草1克。

【功用】清热解毒，软坚散结。

【主治】乳腺癌。

【方解】紫草可退血热毒及疔疮；忍冬藤、升麻散热解毒；黄芪生血生肌及排脓；当归、芍药对于治疗顽固性疲劳有恢复作用，达到补血强壮作用；大黄清热解毒、活血祛瘀；牡蛎软坚散结。

【用法】水煎服，每日1剂。